Kohlhammer *Krankenhaus*

Die Autoren

Dr. med. Heike Anette Kahla-Witzsch
MBA, Fachärztin für Urologie, ärztliche Qualitätsmanagerin, Inhaberin der Stabsstelle Qualitätsmanagement am Klinikum der Johann-Wolfgang-Goethe-Universität, Frankfurt a. M.

Dr. med. Thomas Geisinger
Arzt und Krankenhausbetriebswirt (VWA), Produktmanager für den DRG-Bereich bei der GWI AG, Bonn, einem Technologieunternehmen für Krankenhaussoftware und Beratung im Gesundheitswesen.

Heike Anette Kahla-Witzsch
Thomas Geisinger

Clinical Pathways in der Krankenhauspraxis

Ein Leitfaden

Verlag W. Kohlhammer

Dieses Werk einschließlich aller seiner Teile ist urheberrechtlich geschützt. Jede Verwendung außerhalb der engen Grenzen des Urheberrechts ist ohne Zustimmung des Verlags unzulässig und strafbar. Das gilt insbesondere für Vervielfältigungen, Übersetzungen, Mikroverfilmungen und für die Einspeicherung und Verarbeitung in elektronischen Systemen.

Die Wiedergabe von Warenbezeichnungen, Handelsnamen oder sonstigen Kennzeichen in diesem Buch berechtigt nicht zu der Annahme, dass diese von jedermann frei benutzt werden dürfen. Vielmehr kann es sich auch dann um eingetragene Warenzeichen oder sonstige gesetzlich geschützte Kennzeichen handeln, wenn sie nicht eigens als solche gekennzeichnet sind.

Immer dann, wenn im Text des Buches ausschließlich die männliche oder die weibliche Form in der Formulierung gewählt wurde, ist selbstverständlich auch die andere Form impliziert. Aus Gründen der flüssigeren Schreibweise und besseren Lesbarkeit wurde auf die durchgängige Verwendung beider Geschlechtsformen verzichtet. Dies bedeutet keine Diskriminierung der jeweils nicht aufgeführten Geschlechtsform.

1. Auflage 2004

Alle Rechte vorbehalten
© 2004 W. Kohlhammer GmbH Stuttgart
Umschlag: Gestaltungskonzept Peter Horlacher
Gesamtherstellung:
W. Kohlhammer Druckerei GmbH + Co. Stuttgart
Printed in Germany

ISBN 3-17-017501-7

Inhaltsverzeichnis

1	Einleitung	9
2	Was sind Clinical Pathways? Definition und Abgrenzung	11
2.1	Einführung	11
2.2	Algorithmus	12
2.3	Leitlinien	13
2.4	Richtlinien	15
2.5	Standard	16
2.6	Evidenzgestützte Medizin oder Evidence-Based-Medicine	17
2.7	Checkliste	17
2.8	Klinische Prozessablaufbeschreibung	19
2.9	Definition Clinical Pathway bzw. Critical Pathway	21
2.10	Historie des Clinical bzw. Critical Pathways	22
3	Warum werden Clinical Pathways benötigt?	25
3.1	Die finanzielle Situation des deutschen Gesundheitswesens	25
3.2	Politische Entwicklungen	27
3.3	Gesetzliche Rahmenbedingungen	28
3.3.1	Pauschalierendes Entgeltsystem	28
3.3.2	Was sind DRG?	29
3.3.3	Mögliche Auswirkungen eines Fallpauschalensystems	30
3.4	Qualitätssicherung/Qualitätsmanagement	35
3.5	Medizinischer Fortschritt	36
3.6	Patientenerwartungen	37
4	Welchen Nutzen können Clinical Pathways bringen?	39
4.1	Grundsätzliche Überlegungen	39
4.2	Ergebnisse aus der Literatur	41
4.2.1	Unfallchirurgie/Orthopädie	41
4.2.2	Urologie	42
4.2.3	Gynäkologie/Geburtshilfe	43
4.2.4	Thoraxchirurgie	43
4.2.5	Innere Medizin	45
5	Welche Voraussetzungen benötigt man zur Erstellung und Einführung von Clinical Pathways?	47
5.1	Unternehmenskultur	48
5.1.1	Mitarbeiterorientierung	49
5.1.2	Veränderungsbereitschaft	50

5.1.3	Fehlerkultur	50
5.1.4	Patientenorientierung	52
5.1.5	Transparenz	52
5.2	Management und Ressourcen	53
5.3	Strukturen	54
5.4	„Kaufen oder Selbermachen?"	54
6	**Welche Sichtweisen und Bestandteile kann ein Clinical Pathway beinhalten?**	**57**
6.1	Die Sichtweisen im Detail	59
6.1.1	Arztsicht	59
6.1.2	Pflegesicht	59
6.1.3	Administrative Sicht	62
6.1.4	Funktionsbereichssicht	63
6.1.5	Der Patientenpathway	64
6.2	Weitere Bestandteile eines Clinical Pathways	66
6.2.1	DRG-/Diagnosen-/Prozedurenauswahl	66
6.2.2	Ein- bzw. Ausschlusskriterien	66
6.2.3	Dokumentationszusammenführung	67
6.2.4	Ergebniskriterien	68
6.2.5	Scorebeurteilungen	69
6.2.6	Abweichungskriterien/Varianzen	70
7	**Welche Clinical-Pathway-Darstellungsformen gibt es gegenwärtig?**	**73**
7.1	Einleitung	73
7.2	Papiergestützte Pathways	73
7.3	Softwaregestützte Pathways	74
7.4	Das „One-Page-Prinzip"	75
7.5	„More-than-One-Page-Prinzip"	79
7.6	Beispiel einer in der Praxis bewährten Clincial-Pathway-Darstellung	79
7.6.1	Grundstruktur des Pathwayaufbaus	81
7.6.2	Aufnahmetag	82
7.6.3	Therapie- und Behandlungstage	86
8	**Wie erhält man einen Clinical-Pathway-Standard?**	**91**
8.1	Der 4-stufige Clinical-Pathway-Zyklus	91
8.2	Wer sollte zentral die Verantwortung für Clinical Pathways übernehmen?	93
8.3	Checkliste für das ZIP-Team	94
8.4	Entscheidungskriterien im Einzelnen	95
8.4.1	Welchen Zeitraum sollte ein Clinical Pathway umfassen?	95

8.4.2	Welchen inhaltlichen Umfang sollte der Behandlungspfad haben?	96
8.4.3	Welche Darstellungsform sollte gewählt werden?	96
8.4.4	Welche Sichtweisen und Bestandteile soll der Pathwaystandard beinhalten?	97
9	**Wie wird aus dem Pathwaystandard ein abteilungsbezogener Clinical Pathway entwickelt?**	99
9.1	Beschlussfassung der Abteilungsleitung	99
9.2	Auswahl eines geeigneten Krankheitsbildes	100
9.3	Interprofessionelle Teambildung (DIP-Team)	101
9.4	Planung der Arbeitstreffen	102
9.5	Recherche in Literatur und Krankenakten	103
9.6	Ist-Analyse	104
9.7	Sollkonzepterstellung	105
9.8	Aufbau des Abteilungspathways	106
9.8.1	Standardisierte Titelseite (Seite 1)	106
9.8.2	Ärztliche und pflegerische Anamneseerhebung (Seite 2–3)	107
9.8.3	Ärztliche und pflegerische Untersuchungsbefunde (Seite 3–6)	108
9.8.4	Ärztliche und/oder pflegerische Dokumentationsbestandteile (Seite 7–8)	109
9.8.5	Fieberkurve, Verlauf, Pflegemaßnahmen, Checklisten (Seite 9 ff.)	110
10	**Wie wird ein abteilungsbezogener Clinical Pathway umgesetzt, evaluiert und weiterentwickelt?**	113
10.1	Implementierung	113
10.1.1	Erforderliche Voraussetzungen	113
10.1.2	Umsetzungsschritte	114
10.2	Evaluierung	115
10.2.1	Vorgehen nach der Pilotphase	115
10.2.2	Abweichungen vom Standard	116
10.2.3	Erzielte Ergebnisse/Outcome	117
10.2.4	Berichtswesen	117
10.2.4.1	Personenbezogene Betrachtungsweise	118
10.2.4.2	Abteilungsbezogene Betrachtungsweise	118
10.2.4.3	Klinikbezogene Betrachtungsweise	119
10.3	Weiterentwicklung	120
11	**Ausblick: Werden softwaregestützte Behandlungspfade die Zukunft bestimmen?**	123
11.1	Weshalb gewinnen softwaregestützte Pfadlösungen immer mehr an Bedeutung?	123

11.2	Erforderliche Bestandteile	125
11.2.1	Problemorientierte Krankenblattdokumentation nach Weed	125
11.2.2	Instrument zur Pfaderstellung bzw. Pfadnutzung	127
11.2.3	Instrumente für fallübergreifende Darstellungen	131
11.2.4	Instrumente für fallbezogene Darstellungen	132
11.2.5	Instrumente für Prozess-/Pfadcontrolling	135
11.3	Mögliche Vorgehensweise für eine softwaregestützte Pfad-Umsetzung	137
12	**Welche Chancen und Risiken haben Clinical Pathways?**	139
12.1	Standardisierung	139
12.2	Kommunikation	141
12.3	Auswahl der Krankheitsbilder/Prozeduren	142
12.4	Dokumentation	142
12.5	Qualitätsverbesserung	143

Literaturverzeichnis 145

1 Einleitung

„Eine Investition in Wissen
bringt immer noch die besten Zinsen."
(Benjamin Franklin)

Clinical Pathways, auch Critical Pathways oder klinische Behandlungspfade genannt, gewinnen in Deutschland zunehmend an Bedeutung. Es handelt sich um ein Werkzeug aus den angelsächsischen Ländern kommend, das man definieren kann als „evidence-basierten Behandlungsablauf zur ständigen Qualitätsverbesserung in der Patientenversorgung." (Definition Arbeitsgruppe Clinical Pathways der Universitäten Frankfurt und Göttingen, 2001).

Woher kommt das wachsende Interesse an diesem Instrument?

Durch die vom Gesetzgeber im Jahr 2000 beschlossene Änderung der Vergütungsform für die stationäre Patientenversorgung in ein durchgängiges Fallpauschalensystem anhand von DRG (Diagnosis Related Groups), werden strukturelle Veränderungen in der Patientenversorgung der Krankenhäuser erforderlich. DRG bilden die Basis für strategische Entscheidungen hinsichtlich der Optimierung der Behandlungsabläufe und Umorientierung des Leistungsspektrums eines Krankenhauses. Fallpauschalensysteme bergen den ökonomischen Anreiz, auf eine möglichst effiziente Form der Leistungserbringung zu achten. Während die bisherigen Tagespflegesätze den Anreiz setzten, Patienten möglichst lange in stationärer Behandlung zu halten, fördern Fallpauschalen eher eine Verweildauersenkung.

Der zunehmende Wettbewerb der Krankenhäuser, bedingt durch Überkapazitäten, macht es für die Häuser überlebensnotwendig, auf eine möglichst kostengünstige Form der Leistungserbringung zu achten, ohne jedoch die medizinische Qualität der Krankenversorgung zu gefährden.

Der Gesetzgeber hat, um Einsparungen auf Kosten der Qualität zu verhindern, verschärfte externe Qualitätssicherungsmaßnahmen und die Verpflichtung zur Einführung eines internen Qualitätsmanagementsystems als Begleitmaßnahmen beschlossen. Bei vorgegebenen Erlösen liegt der Schwerpunkt auf einer Beeinflussung der Kostensituation. Neben der Schaffung von Kostentransparenz durch Fallkostenkalkulation ist die Etablierung von Clinical Pathways ein geeignetes Instrument, um Einfluss auf Kosten und Qualität zu nehmen. Das neue Abrechnungssystem führt zu verschärften Anforderungen an die Qualität der Leistungserbringung und auch an die Dokumentation. Hierbei können ebenfalls die Clinical Pathways unterstützen.

1 Einleitung

Was hat uns veranlasst, dieses Buch zu schreiben?

Als wir mit der Entwicklung und Einführung von Clinical Pathways an unserem Klinikum begonnen und die zum Thema veröffentlichten Bücher angesehen haben, mussten wir feststellen, dass es zwar Übersetzungen anglo-amerikanischer Werke gibt, aber bislang kein originär deutschsprachiges Buch mit Berücksichtigung der Besonderheiten des hiesigen Gesundheitswesens erhältlich ist. Dies hat uns veranlasst, das vorliegende Buch zu verfassen, mit dem wir folgende Zielsetzungen verfolgen wollen: Wir wollen in Kapitel 2 das im Umfeld von Clinical Pathways gebräuchliche „Begriffswirrwarr" erläutern. In Kapitel 3 beantworten wir die Frage, warum wir gerade heute Clinical Pathways in Krankenhäusern benötigen und welchen Nutzen sie bringen können, wird in Kapitel 4 beschrieben. Welche Voraussetzungen zur Erstellung und Einführung von Clinical Pathways erforderlich sind, wird in Kapitel 5 dargestellt. Kapitel 6 beantwortet, wie die Bestandteile eines Clinical Pathways aussehen können und die möglichen Darstellungsformen werden in Kapitel 7 aufgezeigt. Hinweise zur Entwicklung eines Clinical-Pathwaystandards finden sich in Kapitel 8. Die Kapitel 9 und 10 zur Entwicklung krankheitsbildbezogener Behandlungspfade umfassen Implementierung, Evaluierung und Weiterentwicklung von Clinical Pathways. Einen Ausblick auf zukünftige Softwarelösungen bietet Kapitel 11. Abschließend beleuchtet das Kapitel 12 die Chancen und Risiken, die eine Nutzung dieses Werkzeuges mit sich bringen kann.

Unser Anliegen besteht darin, praxisnahe Hinweise zu geben, wie man Clinical Pathways im klinischen Alltag sinnvoll nutzen kann. Wir wenden uns mit diesem Buch an Mitarbeiter des ärztlichen, pflegerischen und administrativen Bereiches, Qualitäts-, DRG- oder Dokumentationsbeauftragte, die ein praktisches Hilfsmittel, eine Schulungsunterlage oder Nachschlagewerk zum Thema suchen.

Doch wie bei allem anderen gilt auch für Clinical Pathways:

„Eine Sache lernt man, indem man sie macht."
(Cesare Pavese 1908–1950).

An dieser Stelle möchten sich die Autoren herzlich für die Geduld und das Verständnis ihrer Familien während der Erstellungsphase des Buches bedanken.

2 Was sind Clinical Pathways? Definition und Abgrenzung

2.1 Einführung

> Alle reden vom Clinical Pathway –
> aber jeder versteht etwas anderes darunter.
> Oder:
> „Wenn du dich mit mir unterhalten willst,
> dann definiere deine Begriffe." (Voltaire)

Für jeden, der sich mit der Thematik „Clinical Pathway" auseinandersetzt, erweist es sich als sinnvoll, sich zunächst einmal über das fachliche „Begriffswirrwarr" Klarheit zu verschaffen. Die hier zu klärenden Begrifflichkeiten in Zusammenhang mit Clinical Pathways lassen sich in zwei Bereiche einteilen (vgl. Nese, 1997): Die erste Gruppe umfasst Begrifflichkeiten, die in der Literatur z. T. synonym mit dem Begriff des Clinical Pathways benutzt werden und in der zweiten Gruppe finden sich Begriffe, die im Weiteren Umfeld verwendet werden.

Gruppe 1:
- integrierter Patientenpfad
- Behandlungsstandard
- Clinical Pathway
- Care Map
- Clinical Care Plan
- Interdisciplinary Treatment Plan
- Multidisciplinary Actionplan
- Clinical Practice Guideline

Gruppe 2:
- Algorithmus
- Standard
- Leitlinie
- Richtlinie
- Guideline
- Checkliste
- Evidenzbasierte Medizin
- Prozessablaufbeschreibung

Schnell stellen sich in diesem Zusammenhang folgende Fragen:

- Versteht man unter den oben aufgeführten Begrifflichkeiten nun immer das Gleiche, wie z. B. die Zutaten zur Vorgehensweise im Sinne eines Kochrezeptes (Gruppe 2)?
- Handelt es sich etwa um eine schon fertige Lösung, die hilft dem Chaos zu entgehen (Gruppe 1)?
- Was haben Logik und Erfahrung damit zu tun?

2 Was sind Clinical Pathways? Definition und Abgrenzung

Die Antwort darauf sollen die nun folgenden Definitionen mit Hilfe entsprechender Beispiele geben.

2.2 Algorithmus

> **Definition:** „Ein Algorithmus stellt eine Vorschrift zur Lösung einer Aufgabe mit Hilfe einer Wenn-Dann-Logik in endlich vielen Schritten dar."
> (Bundesärztekammer: Curriculum Qualitätssicherung, S. 80).

In einem klinischen Algorithmus wird ein klinisches Problem wie in Abbildung 2.1 gelöst. Die Darstellung erfolgt grundsätzlich in Form eines Flussdiagramms und wird häufig computerunterstützt realisiert.

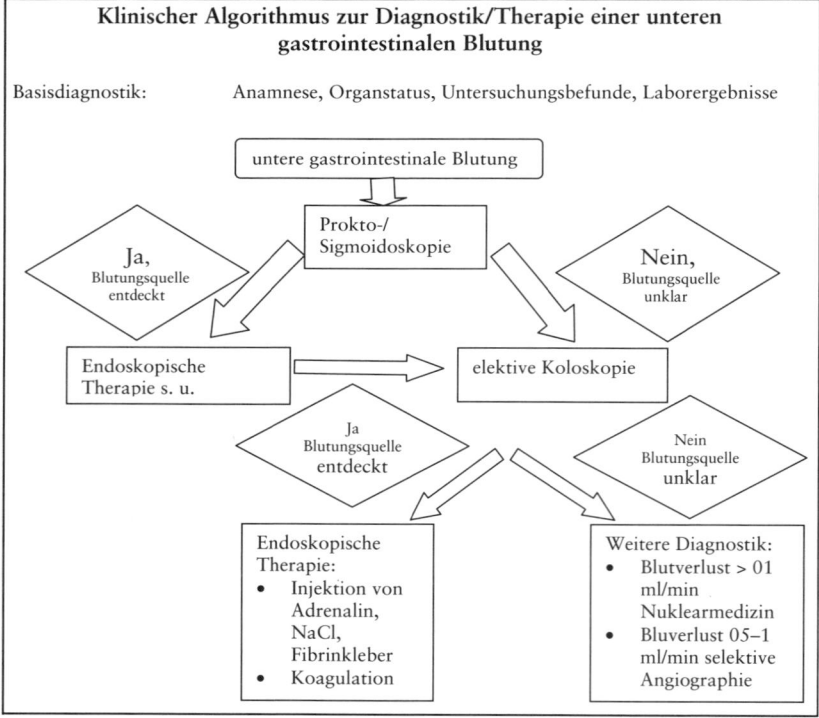

Abb. 2.1: Klinischer Algorithmus Diagnostik bzw. Therapie bei unterer gastrointestinaler Blutung (mod. nach Dancygier/Planta et al., 1996, S. 247)

Zur Vereinheitlichung und um Missverständnissen vorzubeugen, empfiehlt es sich für eine klinikinterne standardisierte Erstellung von klinischen Algorithmen, auf die unten angeführten Elemente zurück zu greifen (vgl. Abb. 2.2).

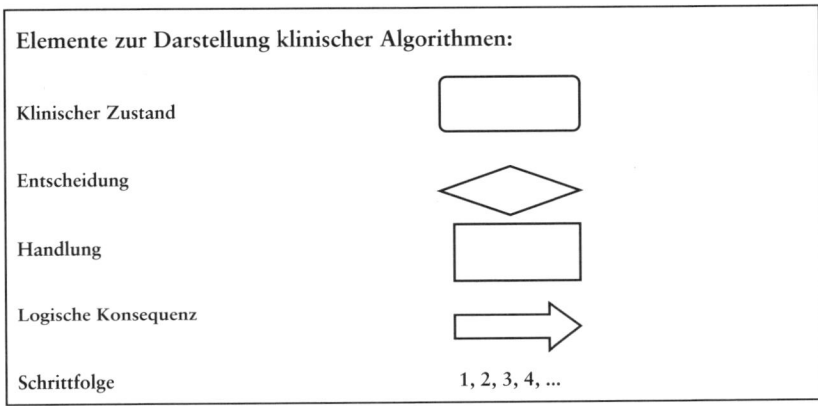

Abb. 2.2: Elemente zur Darstellung von Algorithmen (Sitter et al., 1999)

Grundsätzlich wird bei einer klinischen Algorithmuserstellung zwischen einem Bottom-up-Ansatz (geht von realen Fällen einzelner Patienten aus) und einem Top-down-Ansatz (Gliederung von zuvor ungeordneten, aber bekannten Prozessschritten) unterschieden (vgl. AWMF/Leitlinien). Klinische Algorithmen finden häufig in Zusammenhang mit der medizinischen Leitliniengestaltung bei der Wahl der geeigneten diagnostischen bzw. therapeutischen Maßnahme für das jeweils betrachtete Krankheitsbild Verwendung.

2.3 Leitlinien

Definition: „Ärztliche Leitlinien sind systematisch entwickelte Darstellungen und Empfehlungen mit dem Zweck, Ärzte und Patienten bei der Entscheidung über angemessene Maßnahmen der Krankenversorgung (Prävention, Diagnostik, Therapie und Nachsorge) unter spezifischen medizinischen Umständen zu unterstützen." (Lorenz, 1997, S. 11).

Die Leitliniendefinition orientiert sich wortgenau an der amerikanischen Definition der Acency for Health Care Policy and Research für Clinical

Practice Guidelines 1990 (vgl. Lorenz, 1997). Die Erstellung von Leitlinien und Standards wurde vom Sachverständigenrat für die konzertierte Aktion im Gesundheitswesen erstmalig 1994 in Deutschland gefordert (vgl. Hoffmann, 1998).

Leitlinien können als Hilfe zur Entscheidungsfindung für die geeignete ärztliche Vorgehensweise bei speziellen gesundheitlichen Problemen verstanden werden. Ärztliche Leitlinien geben desweiteren „(...) den Stand des Wissens (Ergebnisse von kontrollierten klinischen Studien und Wissen von Experten über effektive und angemessene Krankenversorgung) zum Zeitpunkt der ‚Drucklegung' wieder (...) und stellen den Konsens von Experten mehrerer Fachbereiche und Arbeitsgruppen zu bestimmten ärztlichen Vorgehensweisen dar. Sie sind zudem wissenschaftlich begründete und praxisorientierte Handlungsempfehlungen." (Deutsche Gesellschaft für Chirurgie, 1999).

Andere Quellen sehen in Leitlinien „Orientierungshilfen im Sinne von Handlungskorridoren, von denen in begründeten Fällen abgewichen werden kann oder sogar muss. Sie werden regelmäßig auf ihre Gültigkeit hin überprüft und müssen ggf. fortgeschrieben werden." (Bundesärztekammer: Curriculum Qualitätssicherung, S. 90–91). Zahlreiche Beispiele medizinischer Leitlinien finden sich auf der Internetseite der Arbeitsgemeinschaft der Wissenschaftlichen Medizinischen Fachgesellschaften (AWMF/Leitlinien) und werden dort entweder als Volltext, Kurzversion oder als Algorithmus unentgeltlich zur Verfügung gestellt. Von einigen Fachgesellschaften werden für ausgewählte Leitlinien neben einer Lang- bzw. Kurzfassung für das ärztliche Personal auch Patienteninformationen angeboten. Von diesen öffentlichen Leitlinien, die über einen ressourcenaufwändigen Drei-Stufen-Prozess erstellt werden (vgl. Übersicht „Drei-Stufen-Plan"), sind klinikinterne Leitlinien zu unterscheiden.

Drei-Stufen-Plan (vgl. Deutsche Gesellschaft für Chirurgie):
1. Stufe: Checklistenerstellung durch Expertengruppen
2. Stufe: formeller Konsensusprozess
3. Stufe: systematische Leitlinienentwicklung
   (Logik, Konsensus, klinischer Algorithmus, Evidence-based Medicine, Entscheidungsanalyse, Outcomeanalyse)

Klinikinterne Leitlinien haben u. a. die Aufgabe die Zusammenarbeit zwischen einzelnen Fachabteilungen und im Idealfall auch zwischen den verschiedenen Berufsgruppen aufeinander abzustimmen und helfen somit, den organisatorischen Ablauf zu verbessern. Erfolg versprechend ist hierbei, wenn ausgehend von anerkannten nationalen oder internationalen, evidenzbasierten Leitlinien, klinikeigene interne Leitlinien abgeleitet werden. Diese Vorgehensweise trägt durch Berücksichtigung der Gegebenheiten vor

Ort zu einer höheren Akzeptanz bei (vgl. Muir,1997). Als Beispiel für interne Leitlinien sei hier das Modell der integrierten Patientenpfade (MIPP) aus dem Kantonsspital Aarau genannt. Auf der Basis von Klinikstandards und einer Darstellung in Algorithmusform werden Patientenpfade in standardisierte Prozesselemente (= Komponenten) gegliedert, um Transparenz in der Leistungserbringung sowie Kostenkalkulation zu erzielen (vgl. Müller et al., 2001).

2.4 Richtlinien

Definition: Richtlinien sind Handlungsregeln einer gesetzlich, berufsrechtlich, standesrechtlich oder satzungsrechtlich legitimierten Institution, die für den Rechtsraum dieser Institution verbindlich sind und deren Nichtbeachtung definierte Sanktionen nach sich ziehen kann. Richtlinien sind weiter schriftlich fixierte und veröffentlichte Regelungen des Handelns oder Unterlassens. (vgl. Bundesärztekammer: Curriculum Qualitätssicherung, S. 103).

Von den Leitlinien unterscheiden sich Richtlinien eindeutig im Hinblick auf die Verbindlichkeit und die bei Nichteinhaltung drohenden Sanktionen. Interessant erscheint in diesem Zusammenhang die Tatsache, dass im europäischen Sprachraum unter einer „Guideline" immer eine „Leitlinie" verstanden wird. Im amerikanischen Sprachgebrauch hingegen wird der Begriff der Guideline sowohl für Richtlinie als auch Leitlinie verwendet (AWMF/Leitlinien).

Als ein typisches Beispiel für eine Richtlinie möchten wir an dieser Stelle die allgemeinen und speziellen Kodierrichtlinien anführen, die seit dem 01.01.2002 für die medizinische Dokumentation in Deutschen Krankenhäusern gelten (DKG-Webside, 2002). Ein weiteres Beispiel für eine Richtlinie, deren Nichtbefolgung entsprechende Sanktionen nach sich ziehen würde, ist die Verpflichtung der Informationsweitergabe von Arzneimittelnebenwirkungen an das Paul-Ehrlich-Institut (siehe hierzu: www.pei.de/uaw/uaw_klein_pruef.htm).

2.5 Standard

> **Definition:** „Die im deutschen Sprachgebrauch innerhalb einer Berufsgruppe oder Einrichtung konsentierten Regelungen, die als ‚Standard' bezeichnet werden, entsprechen entweder Richtlinien oder Leitlinien."
> (Bundesärztekammer: Curriculum Qualitätssicherung, S. 104–105).

Wegen der Vielschichtigkeit seiner Bedeutungen empfiehlt es sich, den Begriff „Standard" möglichst nicht zu benutzen oder wenn, dann nur mit einer möglichst präzisen Angabe über die Bedeutung des betrachteten „Standards", wie nachfolgend ausgeführt wird.

Bedeutungsformen:	
Arzt:	„Ärztlicher Standard" = fachspezifischer Standard, der im Rahmen des Arzthaftungsrechtes gemittelte Werte validierter Indikatoren von Struktur-, Prozess- und Ergebnisqualität von Kliniken und Ärzten, mit der dafür erforderlichen Sorgfalt, ausweist und worunter somit das tatsächliche und gegenwärtig durchschnittliche Leistungsniveau (state of the art) verstanden werden kann.
Pflege:	Pflegestandard, Hygienestandard, zur Unterstützung einer optimierenden und einheitlichen Patienten-Versorgung.
Statistik:	„Standardabweichung" = dient als Maß für die Abweichung
Umgangssprache:	Das „Normale", Durchschnittliche, Übliche

Übersicht 2.1: Bedeutungsformen für den Begriff Standard (AWMF/Leitlinien)

2.6 Evidenzgestützte Medizin oder Evidence-Based-Medicine

> **Definition:** Unter Evidence-Based-Medicine versteht man den „systematischen Gebrauch der gegenwärtig besten wissenschaftlichen Erkenntnisse für Entscheidungen in der medizinischen Versorgung (Diagnostik und Therapie) des individuellen Patienten." (Bundesärztekammer: Curriculum Qualitätssicherung, S. 84–85).

Evidence-Based-Medicine ist ein Konzept, von dem man sich heute in der Gesundheitspolitik und Medizin viel verspricht und das von Anfang an in die Leitlinienentwicklung mit integriert wurde (vgl. Müller et al., 2001). Das Konzept wurde in den 80er Jahren an der McMaster-Universität in Kanada entwickelt. Neu daran war der Versuch, wissenschaftliche Informationen problemorientiert derart aufzubereiten, dass sie von den praktisch tätigen Ärzten für die individuelle klinische Entscheidungsfindung optimal genutzt werden können (vgl. www.felix-gutzwiller.ch/standpunkte/weltwoche.html). Falck-Ytter versteht die evidenzbasierte Medizin gar als Ansatz zur Weiterentwicklung des problemorientierten Lernens. Das Auffinden und anschließende Bewerten von klinischen Studien steht hier ebenso im Vordergrund wie die Umsetzung dieses Vorganges in der Beantwortung klinischer Fragestellungen.

2.7 Checkliste

> **Definition:** Eine Checkliste stellt eine „systematisierte Liste der für einen Vorgang bedeutsamen Einzelaspekte, z. B. als Prüfliste vor dem Start eines Flugzeuges oder zur systematisierten Erhebung von Befunden bei der körperlichen Untersuchung, dar. Ziel des Einsatzes von Checklisten ist es u. a., für sich wiederkehrenden Problemstellungen eine entsprechende Vorgehensweisen auszubilden, die eine vollständige, ggf. vergleichbare Ausführung von Tätigkeiten in der Folge garantieren." (vgl. Bundesärztekammer: Curriculum Qualitätssicherung, S. 82).

Als Beispiel hierfür sei die Checkliste zur OP-Vorbereitung aus der Klinik für Urologie und Kinderurologie des Universitätsklinikums Frankfurt genannt (vgl. Abb. 2.3).

2 Was sind Clinical Pathways? Definition und Abgrenzung

Checkliste OP-Vorbereitung

Klinik für Urologie und Kinderurologie

Seite 1 von 1
Revision 0
Stand 10. 8. 2000

Ersteller:
Dr. Kahla-Witzsch
Datum: 9. 8. 2000

Geprüft: PD Dr. Kramer
Datum: 9. 8. 2000

Freigegeben: Prof. Jonas
Datum: 10. 8. 2000

Patientenetikett   OP-Tag: ....

geplanter Eingriff:...
....

Seitenangabe: rechts ☐   links ☐   Handzeichen Arzt: ....

Wer	Maßnahme	erledigt ✓	Handzeichen	Anmerkung
P	Rasur			
P	Abführen			
P	Röntgenbilder da			
P	EKG vorliegend			
P	Blutkonserven Anzahl ( ) da			
P	altes Krankenblatt			
P	Labor vollständig			
A	Anamnese und Befund erhoben			
A	Laborwerte in Ordnung			
A	Aufklärung			
P	Anaesthesie-/Prämed. Visite			
A	Anordnung Antibiose			

Abb. 2.3: Checkliste OP-Vorbereitung

Wichtig ist hierbei zu erkennen, dass diese Checkliste nicht nur als Orientierungshilfe dient, sondern darüber hinaus auch die Möglichkeit zur Dokumentation bietet. Durch die personenbezogene Dokumentation in der Checkliste lässt sich auch für spätere Analysen feststellen, ob ein vorgegebenes – teilweise auch interprofessionelles Verfahren – ordnungsgemäß umgesetzt werden kann bzw. wurde.

2.8 Klinische Prozessablaufbeschreibung

> **Definition 1:** „Ein Prozess wird definiert als wiederholbare Folge von Aktivitäten mit messbarem Input bzw. Output. Ziel des Leistungsprozesses im Krankenhaus ist die Verbesserung des Gesundheitszustandes." (Corsten, 1996).
> **Definition 2:** „Satz von in Wechselbeziehung oder Wechselwirkung stehenden Tätigkeiten, der Eingaben in Ergebnisse umwandelt." (DIN EN ISO 9000:2000, 3.4.1).
> **Definition 3:** „Eine sich entwickelnde Verkettung von Ereignissen." (Van de Ven, 1992).

Ein Prozess lässt sich einfach wie in Abbildung 2.4 darstellen.

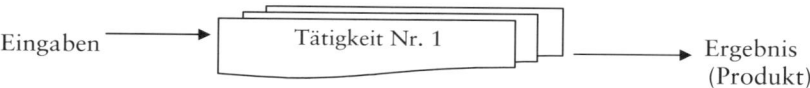

Abb. 2.4: Grundbeschreibung für einen Prozess (Kahla-Witzsch, 2003)

Durch Prozessmodelle lässt sich die Komplexität der realen Welt reduzieren, so dass Abläufe transparenter nachvollzogen und Schwachstellen erkannt werden können (vgl. Eiff/Ziegenbein, 2001). Die Behandlung der Patienten und somit der Therapieerfolg wird dadurch zielführender, da u. a. pflegerische und medizinische Leistungen zum richtigen Zeitpunkt erbracht werden. Etwa 80 % der Prozesse folgen hierbei einem Standardprozessablauf (vgl. Mosa, 2001). Die Abbildungsebenen eines Prozessmodells differenzieren sich in Makro-, Meso- und Mikroebenen (vgl. Eiff, 2001): Die Makroebene beinhaltet vom Behandlungsfall unabhängige allgemeine Krankenhausprozesse. Die Mesoebene dagegen hängt vom individuellen Leistungsprogramm des einzelnen Krankenhauses ab und die Mikroebene gliedert die Einzelprozesse in eine sachlich und zeitlich logische Reihenfolge.

Als mögliche Darstellungsform für Prozessabläufe eignet sich eine Ablaufbeschreibung, wie sie das Beispiel der Aufnahme eines operativen Patienten in Abbildung 2.5 aufzeigt.

Neben der Angabe der entsprechenden Verantwortlichkeiten sollte ersichtlich sein, welche Handlung zu welchem Zeitpunkt zu erfolgen hat. Checklisten können in diesem Zusammenhang als Bestandteile von Teil-Prozessabläufen eingesetzt werden. So wird die bereits vorgestellte OP-Checkliste (vgl. Abb. 2.3) im Ablaufdiagramm „Stationäre Aufnahme operativer Patient" verwendet.

2 Was sind Clinical Pathways? Definition und Abgrenzung

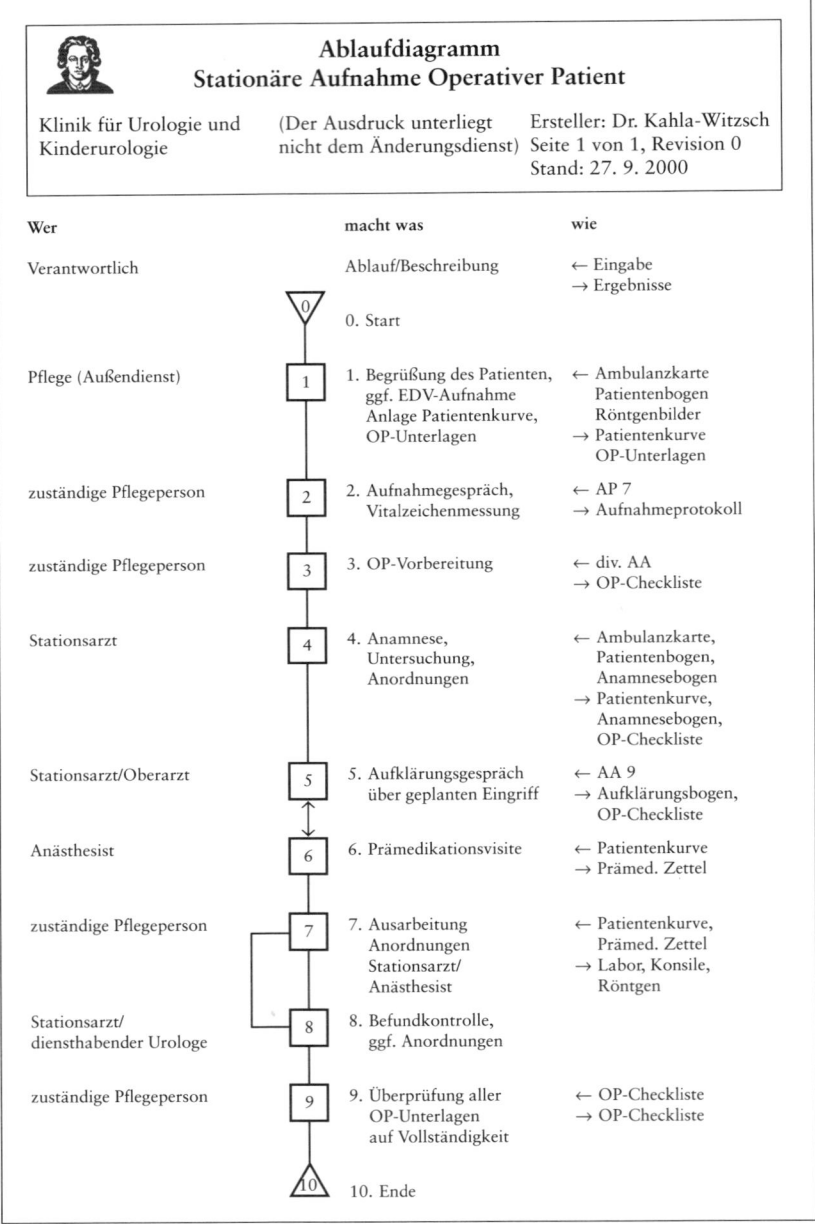

Abb. 2.5: Ablaufbeschreibung für den Teilprozess Aufnahme eines operativen Patienten

Bei dem vom Institut für Funktionsanalyse im Gesundheitswesen GmbH Hamburg entwickelten Verfahren der Standard Operating Procedures (StOP) werden konsentrierte Behandlungsmuster mit ökonomischer Betrachtung der diagnostischen und therapeutischen Maßnahmen in Form von Entscheidungsbäumen, als klinische Algorithmen dargestellt. Die StOP eignen sich u. a. durch farbliche Darstellung des jeweiligen Verlaufsertrages bzw. der Kostenstruktur als ökonomisches Steuerungsinstrument sowie zur internen Qualitätssicherung im Rahmen der medizinischen Prozesssteuerung (vgl. Kalmar et al., 2001). Als weitere Form der Darstellung medizinischer Prozesse ist die *medVista-Methode*, eine symbolorientierte medizinprozessbezogene Visualisierungs- und Analysentechnik zu nennen, die u. a. die berufsgruppenübergreifende Kommunikation im Krankenhaus fördert (vgl. Eiff/Muchowski, 2001). Mit Hilfe der *medVista-Methode* kann nun ein Kommunikationsmodell mit Einbindung aller an einer Prozesskette Beteiligten gebildet werden, aus dem dann über die Methode der *ergebnisgesteuerten Prozessketten (EPK)* eine Verbindung zwischen Funktions- und Organisationssicht generiert wird (vgl. Eiff/Ziegenbein, 2001).

Darüber hinaus steht mittlerweile eine zunehmende Zahl von Softwarelösungen (Visio/Visio Corporation, ADONIS/BOC GmbH) zur Darstellung von Geschäftsprozessmodellen zur Verfügung.

2.9 Definition Clinical Pathway bzw. Critical Pathway

Zur Definition des Begriffes „Clinical bzw. Critical Pathway" finden sich in der Literatur zahlreiche Varianten. Im Folgenden werden drei Alternativen vorgestellt.

> **Definition (Alternative 1):** „Ein Clinical Pathway zeigt einen evidencebasierten Behandlungsablauf mit dem Ziel einer ständigen Qualitätsverbesserung in der Patientenversorgung." (Arbeitsgruppe Uniklinikum Frankfurt-Göttingen, 2001).
>
> **Definition (Alternative 2):** „Ein klinischer Behandlungspfad (Clinical Pathway) ist ein Dokument, das den üblichen Weg der Leistung multidisziplinärer Behandlung für einen speziellen Patienten-Typ beschreibt, und der die Kommentierung von Abweichungen von der Norm zum Zwecke fortgesetzter Evaluation und Verbesserung erlaubt." (Roeder, angelehnt an Don Hindl).

> **Definition (Alternative 3):** Critical Pathways sind interdisziplinäre Behandlungspläne, die täglich aufgrund optimaler Koordinierung eine ideale Patientenversorgung ermöglichen sollen. Sie orientieren sich dabei an der besten klinischen Praxis bei der Versorgung spezifischer Patientengruppen (vgl. Nese, 1997).

2.10 Historie des Clinical bzw. Critical Pathways

Ihren Ursprung nehmen Clinical Pathways in den 50er Jahren aus dem Umfeld der Industrie. Die erste berichtete medizinische Anwendung eines Clinical Pathways stammt vom Boston New England Medical Center und wurde 1985 im Rahmen einer Casemanagement-Initiative entwickelt. In den 90er Jahren zeigte sich dann eine rapide Zunahme der C.P.-Implementierungen, wobei dieser Trend v. a. durch den wachsenden Einfluss des Continous Quality Improvement (CQI) gefördert wurde. CQI verfolgt den Ansatz sich an der besten klinischen Praxis bei der Versorgung spezifischer Patientengruppen zu orientieren (vgl. Dezell et al., 1987). Hierbei bleibt festzuhalten, dass Clinical Pathways sich primär auf einer Initiative der Pflege und des Casemanagementes gründen (vgl. Pearson et al., 1995). Von Practice Guidelines und Algorithmen unterscheiden sich Behandlungspfade dadurch, dass:

- sie von einem interprofessionellen Team genutzt werden,
- den Fokus auf Behandlungs-/Ergebnisqualität haben und
- den Behandlungsablauf koordinieren (vgl. St. Vincents Hospital Sydney, 2003).

Nach Hill (1995) sind vier essenzielle Komponenten zu differenzieren, die einen Clinical Pathway als solches auszeichnen:

- zeitliche Betrachtung (z. B. vom Zeitpunkt der Aufnahme bzw. des Erstkontaktes bis zur Entlassung und darüber hinaus)
- Behandlungskategorien und Interaktionen (jede Berufsgruppe weiß, was zu welchem Zeitpunkt und wie etwas zu erfolgen hat)
- mittel- und langfristige Outcome-Kriterien (Analyse der Ergebnisqualität während des Aufenthaltes und danach)
- Varianzanalyse (Dokumentation der Gründe, falls vom vorgegebenen Behandlungsablauf abgewichen wurde)

Ein Clinical Pathway dient jedoch nicht nur als Orientierungsunterstützung für die Mitarbeiter, sondern sollte auch der täglichen Dokumentation dienen. Hier unterscheidet er sich auch deutlich von medizinischen Leitlinien, die weder der interprofessionellen Betrachtungsweise noch zur Dokumentation dienen. Während eine Leitlinie darüber Auskunft gibt, welche Art der Diagnostik oder Behandlung durchzuführen sind, beschreibt ein Clinical Pathway darüber hinaus wann, wo, in welcher zeitlichen Abfolge, von wem und mit welchem Ziel die einzelnen Schritte umgesetzt werden. Von den Vorgaben abweichende Vorgehensweisen, Ereignisse oder Ergebnisse werden dokumentiert und stehen somit einer weiterführenden Analyse zur Verfügung (vgl. Abbot, 1998). Eine Annäherung an das Disease Management erfahren Clinical Pathways dadurch, dass sie den kompletten Behandlungsbogen in Form eines „Zeitachsenprotokolls" krankheitsbildbezogen vom Erstkontakt (Kontaktaufnahme Hausarzt) über den stationären Aufenthalt bis hin zum letzten Kontakt (Nachsorge) umspannen (vgl. Weiland, 1997).

*Merke: **Clinical Pathways** dienen als Orientierungs- und Entscheidungsunterstützung wie auch als interprofessionelles **Dokumentationsinstrument**.*

3 Warum werden Clinical Pathways benötigt?

Nach Klärung der Begrifflichkeiten, stellt sich jetzt die Frage, warum wir uns nun auch im deutschen Gesundheitswesen mit klinischen Behandlungspfaden beschäftigen müssen. Es gilt in Kürze die äußeren Rahmenbedingungen des deutschen Gesundheitswesens zu betrachten und darzulegen, welche Auswirkungen die Einführung eines Fallpauschalensystems auf die Krankenhäuser haben könnte.

3.1 Die finanzielle Situation des deutschen Gesundheitswesens

Deutschland hat, wie andere industrialisierte Länder auch, mit zunehmenden Kosten für Gesundheitsleistungen zu kämpfen und wendet hierfür einen wachsenden Anteil seines Bruttoinlandproduktes (BIP) auf. Während jedoch der Anstieg in anderen Ländern der EU und in den USA aufgehalten

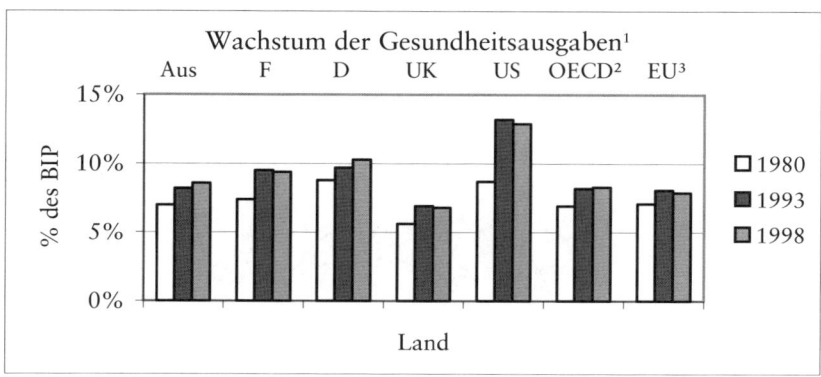

Anmerkungen:
1. Gesamtausgaben für Gesundheit öffentliche und private Ausgaben
2. OECD ungewichtetes Mittel mit Ausnahme von Tschechien, Ungarn, Korea, Mexiko, Polen und der Slowakei
3. EU-ungewichtetes Mittel

Abb. 3.1: Prozentuales Wachstum der Gesundheitsausgaben des Bruttoinlandsproduktes (Quelle: OECD Health Data, 2001)

3 Warum werden Clinical Pathways benötigt?

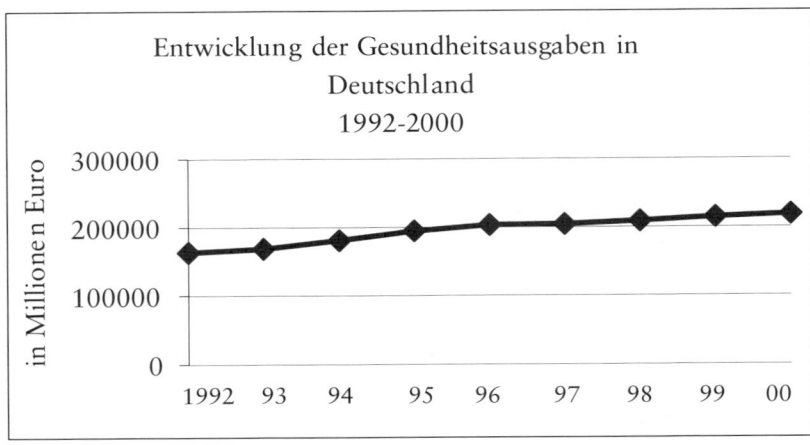

Abb. 3.2: Entwicklung der Gesundheitsausgaben in Deutschland
(Quelle: Kolb, 2002)

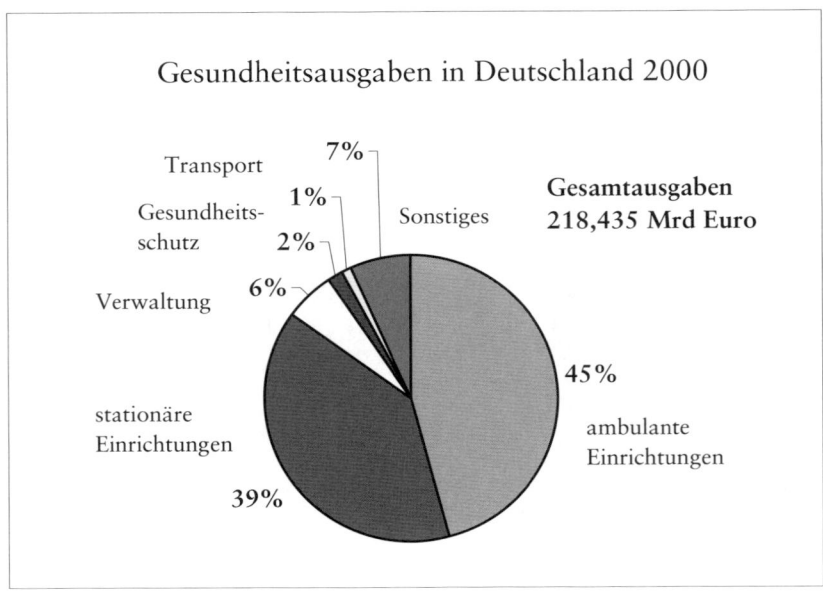

Abb. 3.3: Gesundheitsausgaben in Deutschland 2000
(Quelle: Kolb, 2002)

werden konnte, steigen die Ausgaben in Deutschland weiter. 1998 wurden in Deutschland 10,3 % des BIP für Gesundheit aufgewandt. Damit nimmt Deutschland den dritten Rang unter allen OECD-Mitgliedsstaaten hinter den USA (12,9 %) und der Schweiz (10,4 %) ein, wie Abbildung 3.1 zeigt. Die Tendenz ist trotz aller Maßnahmen zur Kostendämpfung steigend: im Jahr 2000 betrugen die Ausgaben 10,7 % des BIP.

Die Abbildung 3.2 zeigt die Entwicklung der Gesundheitsausgaben in Deutschland. Im Jahr 2000 wurden von allen Ausgabenträgern insgesamt 218,435 Milliarden € aufgebracht.

Mit 100,298 Milliarden € entfielen auf den ambulanten Sektor 45 % der Gesamtausgaben und auf den stationären Sektor 85,225 Milliarden €, was 39 % entspricht. Die Abbildung 3.3 zeigt die Ausgabenverteilung.

3.2 Politische Entwicklungen

In der Koalitionsvereinbarung zwischen der Sozialdemokratischen Partei Deutschlands und Bündnis 90/Die Grünen vom 20. Oktober 1998 definierte man als Ziel der neuen Bundesregierung, „(...) den Anstieg der Krankenversicherungsbeiträge zu stoppen und die Beiträge dauerhaft zu stabilisieren." (Koalitionsvereinbarung SPD/Grüne, 1998). Hierzu wurde die Durchführung entsprechender Strukturreformen im Koalitionsvertrag vereinbart, wie die folgende Auflistung zeigt:

- Einführung eines Globalbudgets
- Stärkung der Rolle der Hausärzte unter Beachtung der freien Arztwahl
- Bessere Zusammenarbeit von Hausärzten, Fachärzten und Krankenhäusern
- Neuordnung des Arzneimittelmarktes (Positivliste, Re-Importe)
- Neuordnung der ambulanten und stationären Vergütungssysteme (Vertragsgebührenordnungen, Pflegesätze einschließlich monistischer Finanzierung)
- Vorrang von Rehabilitation vor Frühverrentung und Pflege
- Reform der ärztlichen Ausbildung und Überprüfung der Berufsbilder der Medizinalfachberufe
- Stärkung der Patientenrechte, des Patientenschutzes und der Qualitätssicherung; Gesundheitsberichterstattung

3 Warum werden Clinical Pathways benötigt?

Auch im Koalitionsvertrag zur zweiten Legislaturperiode der beiden Parteien vom 16. Oktober 2002 kommt man zu der Erkenntnis: „das Gesundheitswesen in Deutschland ist weiter reformbedürftig." Hier werden nun folgende Zielsetzungen definiert:

- Erhöhung der Transparenz, Sicherung von Wirtschaftlichkeit und Effizienz
- Erhaltung des solidarischen Gesundheitssystems
- stabile Beiträge
- Stärkung des gesundheitlichen Verbraucherschutzes
- Ausbau der Beteiligungsrechte
- Anhebung der Versicherungspflichtgrenze
- Einzelverträge zwischen Gesundheitsdienstleistern mit festen Qualitätsniveaus
- Stärkung der Systeme der integrierten Versorgung
- Ärztliche Gesundheitszentren in der ambulanten Versorgung

3.3 Gesetzliche Rahmenbedingungen

Zum 1. Januar 2000 traten das „Gesetz zur Reform der gesetzlichen Krankenversicherung ab dem Jahr 2000 – GKV-Reformgesetz" und das „Gesetz zur Rechtsangleichung in der Gesetzlichen Krankenversicherung" in Kraft. Sie beinhalten folgende Neuregelungen (vgl. Clade, 2000):

- Risikostrukturausgleich
- sektorale, an den Grundsatz der Beitragssatzstabilität gebundene Budgets
- Einführung eines pauschalierenden Entgeltsystems für die stationäre Versorgung
- Verzahnung/Integrierte Versorgung
- Neuregelung zu Qualitätssicherung/Qualitätsmanagement und zur Koordinierung

3.3.1 Pauschalierendes Entgeltsystem

Die Änderung der Vergütungsform für die stationäre Patientenversorgung in ein durchgängiges Fallpauschalensystem anhand von DRG bedeutet für die Krankenhäuser einen Umbruch, der zu entscheidenden Veränderungen in der Krankenhausverwaltung, aber auch der Patientenversorgung führen wird. Deutschland hat sich mit dem neuen Gesetz das ehrgeizige Ziel gesetzt, als erstes und einziges Land der Welt, alle stationären Behandlungsfälle mit Ausnahme der Psychiatrie mittels Fallpauschalen zu vergüten.

Auszüge aus dem Fallpauschalengesetz 2000:

§ 17 b KHG Einführung eines pauschalierenden Entgeltsystems

Absatz 1
Für die Vergütung der allgemeinen Krankenhausleistungen ist für alle Krankenhäuser, für die die Bundespflegesatzverordnung gilt, ein durchgängiges, leistungsorientiertes und pauschalierendes Vergütungssystem einzuführen; dies gilt nicht für die Leistungen der in § 1 Abs. 2 der Psychiatrie-Personalverordnung genannten Einrichtungen (…).
Das Vergütungssystem hat Komplexitäten und Comorbiditäten abzubilden; sein Differenzierungsgrad soll praktikabel sein.
Mit den Entgelten nach Satz 1 werden die allgemeinen vollstationären und teilstationären Krankenhausleistungen für einen Behandlungsfall vergütet. (…) Die Fallgruppen und ihre Bewertungsrelationen sind bundeseinheitlich festzulegen; die Punktwerte können nach Regionen differenziert festgelegt werden.

Bereits im „FP/SE-Abrechnungssystem" gibt es für ca. 20 % der behandelten Fälle Fallpauschalen. Dies bedeutet, dass eine Klinik für eine bestimmte Behandlung – unabhängig von der tatsächlichen Verweildauer des Patienten – ein vorher vereinbartes Entgelt erhält. Die überwiegende Zahl der Leistungen werden jedoch bisher über einen Tagespflegesatz vergütet, d. h. jeder Tag, den sich ein Versicherter in einem Krankenhaus aufhält, wird gesondert bezahlt. Mit einem Fallpauschalensystem wird die Zielsetzung verfolgt, die finanziellen Mittel entsprechend der erbrachten Leistungen zuzuteilen.

3.3.2 Was sind DRG?

Diagnosis Related Groups (DRG) sind ein weltweit gebräuchliches Patientenklassifikationssystem. Patientenklassifikationssysteme fassen Patienten in klinisch definierte Gruppen mit ähnlichen Behandlungskosten, so genanntem äquivalentem Ressourcenverbrauch, zusammen und verfolgen zwei Zielsetzungen:

- Aus der **Sicht des Klinikers** sollen ähnliche Fälle kategorisiert werden, um zu einer effektiven Behandlung zu gelangen und die Basis z. B. für die Erstellung von Behandlungspfaden zu bilden.

- Aus **ökonomischer Sicht** sollen Gruppen mit ähnlichen Behandlungskosten gebildet werden.

Am 27. Juni 2000 einigte sich die Selbstverwaltung, ein Deutsches DRG-System (G-DRG) auf Basis des Australischen DR-DRG V 4.1 zu entwikkeln. Ab dem 1. Januar 2003 können deutsche Krankenhäuser freiwillig, ohne finanzielles Risiko unter bevorzugten Einführungsbedingungen (so genanntes Optionsmodell) entsprechend dem neuen Abrechnungsverfahren abrechnen, ab 1.1.2004 müssen sich alle Krankenhäuser beteiligen, jedoch soll nach einer budgetneutralen Phase (2003 bis 2004) eine dreistufige Konvergenzphase einen „schonenden" Übergang gewährleisten.

3.3.3 Mögliche Auswirkungen eines Fallpauschalensystems

Die zu erwartenden Auswirkungen des neuen Krankenhausfinanzierungssystems lassen sich aus den Erfahrungen ableiten, die in Ländern gesammelt

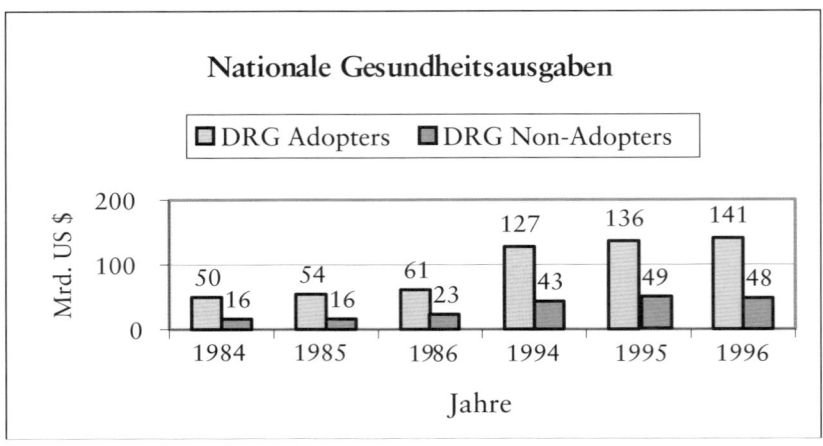

Abb. 3.4: Nationale Gesundheitsausgaben der OECD-Länder mit DRG (DRG-Adopters) und ohne DRG (Non-Adopters) (Quelle: Forgione/D'Annunzio, 1999)

3.3 Gesetzliche Rahmenbedingungen

Jahr	Länder mit DRG-System	Länder ohne DRG-System
1984	9,4 %	7,3 %
1985	9,6 %	7,3 %
1986	9,7 %	7,5 %
1994	12,0 %	7,7 %
1995	11,9 %	7,9 %
1996	11,8 %	8,0 %

Tab. 3.1: Gesundheitsausgaben in Prozent des Bruttoinlandsproduktes bei Ländern der OECD mit/ohne DRG-System (Quelle: Forgione/D'Annunzio, 1999)

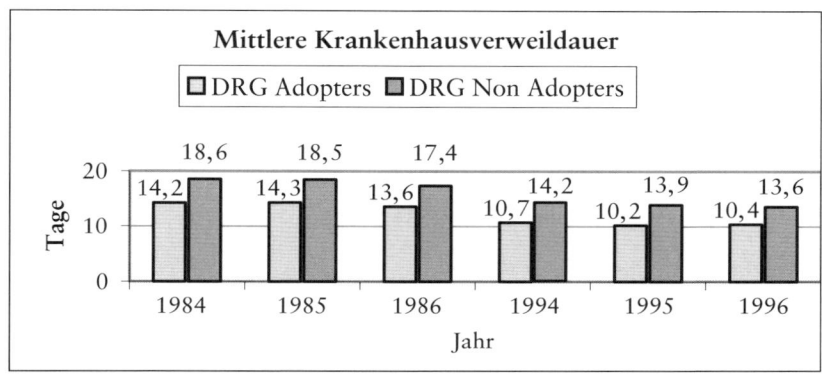

Abb. 3.5: Mittlere Krankenhausverweildauer (Quelle: Forgione/D'Annunzio, 1999)

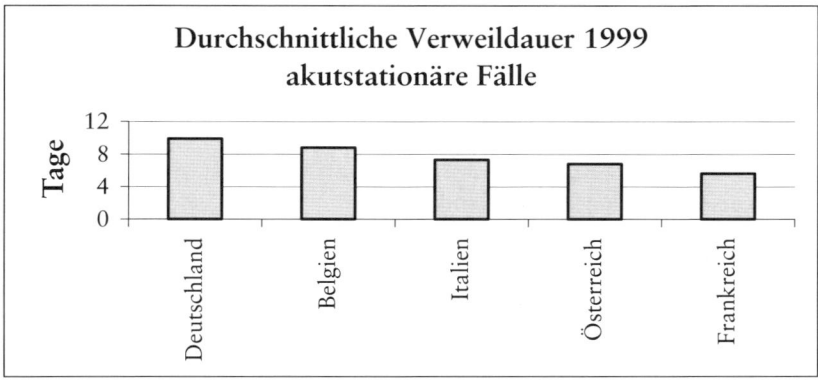

Abb. 3.6: Mittlere Krankenhausverweildauern 1999

wurden, die ein solches System bereits anwenden. Wenn auch die Einführung dieses Systems in der Hoffnung geschieht, hiermit die steigenden Gesundheitsausgaben in den Griff zu bekommen, so zeigt eine Untersuchung von Forgione/D'Annunzio (1999), dass in den Ländern, die DRG einsetzen (so genannte DRG Adopters) im Vergleich zu den Ländern, die eine andere Art der Krankenhausfinanzierung betreiben (so genannte DRG Non-Adopters), der Anteil der nationalen Gesundheitsausgaben höher liegt, ja sogar einen stärken Anstieg verzeichnet, wie die Abbildung 3.4 zeigt.

Länder, in denen bereits ein Fallpauschalensystem eingeführt wurde, wenden einen höheren Anteil ihres Nettoinlandsproduktes für Gesundheitsausgaben auf (vgl. Tab. 3.1).

Während also ein günstiger Einfluss auf die Ausgabensituation nicht nachgewiesen werden kann, zeigt der internationale Vergleich eine deutlich kürzere Krankenhausverweildauer in Ländern mit einem DRG-System (vgl. Abbildung 3.5).

Diese Entwicklung ist auch nicht weiter verwunderlich, da der Anreiz einer höheren Vergütung pro Fall durch Ausdehnung des Krankenhausaufenthaltes in diesem Finanzierungssystem entfällt.

Betrachtet man die mittlere Verweildauer in Deutschland für akutstationäre Fälle von 9,9 Tagen im Vergleich zu unserem Nachbarland Frankreich (5,6 Tage), dann wird deutlich, welches Potenzial zur Reduktion hier bei entsprechenden finanziellen Anreizen gegeben ist (vgl. OECD, 2001). (Vgl. Abbildung 3.6).

Eine wesentliche Frage, die immer wieder gestellt wird: Kommt es unter dem veränderten Vergütungssystem zu einer Verschlechterung in der Versorgungsqualität? Auch auf diese Frage gibt die Studie von Forgione/D'Annunzio (1999) Auskunft. Im Hinblick auf die gebräuchlichen Qualitätsindikatoren zum Vergleich nationaler Gesundheitsergebnisse zeigt sich,

- dass die Kindersterblichkeit in Ländern mit DRG-Systemen niedriger liegen als in den Non-Adopterländern und
- die durchschnittliche Lebenserwartungen für Frauen und Männern in den DRG-Adopter-Ländern ebenfalls höher liegen als in der Vergleichsgruppe.

Negative Auswirkungen eines DRG-basierten Krankenhausfinanzierungssystems zeigt eine kanadische Studie auf (vgl. Davis, 1999). Hier wird dargelegt, dass ambulante Operationen und verkürzte Krankenhausaufenthalte zu vermehrter Angst bei den Patienten und einer höheren Belastung der betreuenden Familien führt.

Bis 1983 wurden in amerikanischen Krankenhäusern die Leistungen nach einem Selbstkostendeckungsprinzip plus Aufschlag vergütet. Dies hatte zur Folge, dass die Entgelte jährlich stiegen und eine Ausweitung der Krankenhausleistungen eintrat. Um den steigenden Gesundheitsausgaben entgegenzuwirken, wurde ab Oktober 1983 das HCFA (Health Care Financing Administration)-DRG-System zur fallbezogenen Vergütung von vollstationären Akutfällen aller über Medicare und Medicaid versicherten Patienten eingesetzt (vgl. Mansky, 2000).

Auf DRG Basis wurden zunächst nur die direkten Kosten der Krankenhäuser bezahlt. Eine Vielzahl von Zuschlägen, z. B. für „Ausreißer-Patienten", Ausbildungsleistungen, lokale Faktoren (städtisches oder ländliches Krankenhaus), modifizierte das Bezahlungssystem. Es ist schwierig, eine Beurteilung der alleinigen Wirkung des DRG-Systems vorzunehmen, da parallel auch andere Veränderungen in das Gesundheitssystem der USA eingeführt wurden. Insgesamt konnte jedoch beobachtet werden, dass Krankenhäuser unternehmerisch mit einer starken Fokussierung auf die Kosten zu denken und zu handeln begannen. Dies bewirkte nach Coffey/Louis (2001) Folgendes:

- Die Krankenhäuser verbesserten ihre medizinischen Kodierabteilungen. Dies führte u. a. zu einer vier- bis sechsprozentigen Steigerung im Medicare-Casemix-Index in den ersten zwei Jahren, die auf Berichtigungen der Kodierungen zurückzuführen sind und nicht auf einen tatsächlichen Anstieg der Fallschwere.
- Die Krankenhäuser verbesserten ihre Klinikinformationssysteme (KIS).
- Programme zur Kostensenkung in Abteilungen mit hohen Kosten (z. B. Labor) wurden verstärkt implementiert.
- Zur Kostensenkung wurden
  – Arbeitsverträge mit dem Krankenhauspersonal verändert (u. a. bedarfsgesteuerte Flexibilisierung der Arbeitszeiten),
  – Ausgliederungen von Abteilungen vorgenommen (u. a. Ambulanzen, Radiologie, Nuklearmedizin, Labormedizin, Wirtschafts- und Versorgungsdienst, Wäscherei),
  – Dienstleistungen z. T. zentralisiert angeboten und
  – Einkaufsgemeinschaften zur Sachkostenreduktion gegründet.
- Gründung von Klinikketten (1985 waren nur 27 % der Krankenhäuser Mitglied eines Verbundes, 1995 bereits 45 %)
- Eine Auslagerung von stationären Leistungen, die DRG-basiert vergütet wurden, in den ambulanten Sektor mit traditioneller Kostenerstattung fand statt.

Im Hinblick auf die Patientenversorgung wurde beobachtet, dass

- ein Patient weniger wahrscheinlich in ein Krankenhaus eingewiesen wurde,
- bei einer Einweisung ernsthafter erkrankt war,
- die Krankenhausverweildauer abnahm,
- mehr Leistungen ambulant erbracht wurden und
- postakute Langzeitpflege und häusliche Krankenpflege zunahmen.

Auch in den USA wurde keine Qualitätsverschlechterung der Patientenversorgung, i. S. von Morbidität und Mortalität nach Einführung der DRG beobachtet – es wurde nur ein leichter Anstieg der Patienten beobachtet, die in einer instabilen Verfassung entlassen wurden. Experten führen dies insbesondere auf die parallel eingeleiteten Qualitätssicherungsprogramme zurück (vgl. Mansky, 2000).

1992 wurde das erste australische Patientenklassifikationssystem eingeführt (AN-DRG) und seitdem kontinuierlich verbessert. Der Staat Victoria hat 1993/94 als erster damit begonnen, DRG für die Budgetierung seiner öffentlichen Krankenhäuser einzusetzen, Queensland begann 1995 und New South Wales als letzter Staat im Juli 2000. Da Einführung und Anwendung des DRG Systems in Australien sehr unterschiedlich gehandhabt wurden, ist es sehr schwierig, ihren Einfluss auf das australische Gesundheitswesen zu bewerten. Neubauer/Nowy (2000) vermuten, dass ein Abbau von Krankenhausbetten sowie eine Reduktion der mittleren Verweildauer durch die Einführung des DRG-Systems gefördert wurden. Während im öffentlichen Krankenhaussektor ein Rückgang der Bettenzahl um ca. 4400 zu verzeichnen ist, wurde die Kapazität im privaten Sektor um ca. 2300 ausgeweitet. Ein größerer Anteil der privatversicherten Patienten, der vormals in öffentlichen Häusern behandelt wurde, wurde nun im privaten Sektor versorgt (vgl. Deeble, 1999). Es kam zu einem kontinuierlichen Rückgang der mittleren Verweildauer im öffentlichen Sektor, während er im privaten Sektor gleichblieb (vgl. Neubauer, 2000). Die Gesundheitsausgaben für den öffentlichen Krankenhaussektor konnten über die letzten Jahre im Wesentlichen stabil gehalten werden, wie Tabelle 3.2 zeigt.

Jahr	Aus $ (in Preisen von 97/98)
1985/86	3445
1992/92	3564
1997/98	3571

Tab. 3.2: Ausgaben des Commonwealth und der Staaten – Kosten pro Aufnahme in öffentlichen Krankenhäusern (Deeble, 1999)

3.4 Qualitätssicherung/Qualitätsmanagement

Die Änderung des Sozialgesetzbuches V zum 1.1.2000 umfasst ebenfalls eine Verschärfung der Anforderungen an die Leistungserbringer im Gesundheitswesen bezüglich einer Qualitätssicherung. Für Krankenhäuser bedeutet dies, dass zum einen die Verpflichtung zur Teilnahme an einrichtungsübergreifenden Maßnahmen der Qualitätssicherung (externe Qualitätssicherung) und zum anderen einrichtungsintern ein Qualitätsmanagement einzuführen und weiterzuentwickeln, wie es das Sozialgesetzbuch V vorschreibt (vgl. § 135 a SGB V), sind:

§ 135 a Verpflichtung zur Qualitätssicherung
(1) Die Leistungserbringer sind zur **Sicherung und Weiterentwicklung der Qualität** der von ihnen erbrachten Leistungen **verpflichtet**. Die Leistungen müssen dem jeweiligen Stand der wissenschaftlichen Erkenntnisse entsprechen und in der fachlich gebotenen Qualität erbracht werden.
(2) Vertragsärzte, zugelassene Krankenhäuser sowie Erbringer von Vorsorgeleistungen oder Rehabilitationsmaßnahmen sind nach Maßgabe der §§ 136 a, 136 b, 137 und 137 d verpflichtet, sich an **einrichtungsübergreifenden Maßnahmen der Qualitätssicherung** zu beteiligen, die insbesondere zum Ziel haben, die Ergebnisqualität zu verbessern. Zugelassene Krankenhäuser, stationäre Vorsorgeeinrichtungen und stationäre Rehabilitationseinrichtungen sind nach Maßgabe der §§ 137 und 137 d verpflichtet, **einrichtungsintern ein Qualitätsmanagement** einzuführen und weiterzuentwickeln.

Im § 137 Absatz 1, 4 des Sozialgesetzbuches V wird zugleich festgelegt, dass die Krankenhäuser, die ihre Verpflichtung zur Qualitätssicherung nicht erfüllen, mit Vergütungsabschlägen rechnen müssen:

§ 137 Qualitätssicherung bei zugelassenen Krankenhäusern
(1) Die Spitzenverbände der Krankenkassen und der Verband der privaten Krankenversicherung vereinbaren mit der Deutschen Krankenhausgesellschaft unter Beteiligung der Bundesärztekammer sowie der Berufsorganisationen der Krankenpflegeberufe Maßnahmen der Qualitätssicherung für nach § 108 zugelassene Krankenhäuser. Dabei sind die Erfordernisse einer sektor- und berufsgruppenübergreifenden Versorgung angemessen zu berücksichtigen; dazu ist der Kassenärztlichen Bundesvereinigung Gelegenheit zur Stellungnahme zu geben. Die Vereinbarungen nach Satz 1 regeln insbesondere
1. die verpflichtenden Maßnahmen der Qualitätssicherung nach § 135 a Abs. 2 sowie die grundsätzlichen Anforderungen an ein einrichtungsinternes Qualitätsmanagement,
2. Kriterien für die indikationsbezogene Notwendigkeit und Qualität der im Rahmen der Krankenhausbehandlung durchgeführten diagnostischen und therapeutischen Leistungen, insbesondere aufwändiger medizintechnischer Leistungen,

3. Grundsätze zur Einholung von Zweitmeinungen vor Eingriffen und
4. **Vergütungsabschläge** für zugelassene Krankenhäuser, die ihre **Verpflichtungen zur Qualitätssicherung nicht einhalten.**

Warum hat der Gesetzgeber die Änderung des Entgeltsystems mit der Verschärfung der Anforderungen an Qualitätssicherung gekoppelt? Fallpauschalensysteme bergen die Gefahr der Unterversorgung von Patienten durch Vorenthaltung von Leistungen und/oder bevorzugte Versorgung mit Leistungen, die die geringsten Kosten verursachen. Um hier einer Fehlentwicklung vorzubeugen, wurden in allen Ländern, die ein solches Finanzierungssystem anwenden, Qualitätssicherungssysteme parallel implementiert.

Welche Rolle können nun Clinical Pathways im Rahmen interner oder externer Qualitätssicherungsmaßnahmen spielen? Als Beispiel sei hier das KTQ®-Zertifizierungsverfahren erwähnt. Im Manual 4.0 finden sich unter dem *Kriterium 1.3 Durchführung der Patientenversorgung* Hinweise zur Verwendung „diagnosebezogener Therapieschemata als hausinterne Behandlungsleitlinien". Weitere Kriterien zur Anwendung von Leitlinien (*Kriterium 1.3.2 Anwendung von Leitlinien*) besagen, dass der Patientenversorgung Leitlinien und, wo möglich, Evidenzbezug zugrundegelegt werden sollen. Folgende Kriterien werden diesbezüglich erfragt: Zugang zu Leitlinien und Sicherung des aktuellen Standes, Berücksichtigung von Evidenzbezug, Vermittlung von Leitlinien und Verfahrensanweisungen, fachübergreifende Begründung und Dokumentation von Abweichungen von Leitlinien und Verfahrensanweisungen. Die Auflistung macht deutlich, dass Clinical Pathways, so wie sie in der Literatur größtenteils verwendet werden und wie wir sie verstehen, sehr wohl in der Lage sind, diese Anforderungen zu erfüllen.

3.5 Medizinischer Fortschritt

Der sich immer rascher vollziehende medizinische Fortschritt macht es erforderlich, dass Diagnose und Therapie sich einerseits immer schneller an den neuen Erkenntnisstand anpassen müssen und andererseits sollte eine gleichmäßig hohe Behandlungsqualität erzielt werden. Dies lässt sich durch den Einsatz verbindlicher Therapieempfehlungen, die den jeweiligen aktuellen Kenntnisstand umfassen, erzielen.

Therapieempfehlungen und standardisierte Abläufe sorgen dafür, dass alle Patienten nach dem aktuellen Stand der Medizin versorgt werden.

Im Vordergrund der medizinischen Forschung und externer Qualitätssicherungsmaßnahmen standen bisher die Ergebnisse der Behandlung. Wenig

Beachtung wurde jedoch der Art und Weise gezollt, wie die Versorgung koordiniert und durchgeführt wird. Der medizinische Fortschritt führt zu einer immer komplexer werdenden Art und Weise der Versorgungserbringung. Die zunehmend älteren Patienten mit multiplen Erkrankungen benötigen eine Behandlung und Versorgung unter Mitwirkung von Spezialisten aus verschiedenen medizinischen Fachdisziplinen, Pflege, Physiotherapie, Ernährungstherapie, Sozialarbeitern und anderen. Bisher ist die Versorgung im Krankenhaus jedoch dadurch gekennzeichnet, dass die einzelnen Berufsgruppen ihren eigenen Pflege- und Behandlungsplan verfolgten – mit den bekannten Problemen der fehlenden oder schwierigen Abstimmung

3.6 Patientenerwartungen

Auch im deutschen Gesundheitswesen vollzieht sich die Entwicklung zum „mündigen Patienten". Der Patient bemüht sich zunehmend um Informationen hinsichtlich Diagnostik und Therapiemöglichkeiten, sowie der hierzu geeigneten Anbieter. Moderne Informationstechnologien, wie z. B. das Internet, geben die Möglichkeit, sich schnell und einfach über Gesundheitsthemen zu informieren. So zeigt eine Untersuchung von Davis (1999), dass sich Patienten mehr und mehr dem Internet zuwenden, um Informationen über ihre Erkrankung und Behandlungsalternativen zu erhalten.

Eine neuere multinationale Studie bei Internetnutzern, die sich über dieses Medium auch Gesundheitsinformationen besorgen, zeigt, dass bis zu 72 % der Befragten angaben, Gesundheitsinformationen seien leicht im Netz zu finden: leicht verständlich (bis 85 %), von guter Qualität (bis 82 %) und vertrauenswürdig (bis 93 %). Bis zu 38 % diskutieren Gesundheitsinformationen aus dem Netz mit ihrem Arzt, bis zu 23 % machen von den hier angebotenen Informationen Kaufentscheidungen bezüglich nicht verschreibungspflichtiger Medikamente abhängig (vgl. Taylor, 2002). Dies zeigt uns, dass Patienten mehr Informationen und Transparenz über die Qualität der Leistungen ihrer behandelnden Ärzte und Krankeneinrichtungen wünschen. Hierfür spricht auch das große Interesse an Ärzte- und Krankenhauslisten, wie z. B. der Zeitschrift Focus. In den Krankenhäusern treffen wir daher zunehmend auf den Patienten, der sich über die Art und Weise seiner Behandlung im Krankenhaus aufgeklärt und informiert wissen will.

4 Welchen Nutzen können Clinical Pathways bringen?

4.1 Grundsätzliche Überlegungen

Interdisziplinäre Versorgungspfade wurden ursprünglich entwickelt, um Kosten zu senken, indem man den Einsatz teurer Technologie einschränkte und die Verweildauer reduzierte. Zwischenzeitlich haben sich aber weitaus mehr positive Wirkungen gezeigt. In der Literatur (vgl. Cabello, 1999) finden sich vielfältige Hinweise, dass Clinical Pathways in der Lage sind, zu einer Verbesserung

- der Patientenversorgung,
- des Services und
- der medizinischen Ergebnisse beizutragen.

Sie bewirken auch eine Steigerung der Effizienz durch
- Neugestaltung der Art der medizinischen und pflegerischen Leistungserbringung (z. B. durch Ablaufveränderungen),
- verminderte Variabilität in der Art der Versorgung und
- Verminderung oder Eliminierung von Verzögerungen in der Leistungserbringung.

Durch den Einsatz von Clinical Pathways können folgende Zielsetzungen verfolgt werden:

Interdisziplinäre Leistungserbringung

Die Entwicklung der klinischen Behandlungspfade erfordert Beteiligung und Unterstützung aller an der Patientenversorgung beteiligten Berufsgruppen. Durch die gemeinsame Erarbeitung der Clinical Pathways wird allen Mitarbeitern verdeutlicht, dass eine effiziente und effektive sowie qualitativ hochwertige Patientenversorgung eine Gemeinschaftsleistung darstellt. Die Kommunikation zwischen den Berufsgruppen verbessert sich, man setzt und verfolgt gemeinsame Ziele innerhalb eines definierten Zeitrahmens. Um diesen Gemeinschaftsgeist aufrecht zu erhalten, bedarf es der kontinuierlichen Unterstützung durch die Leitungsebene.

Standardisierung der Leistungserbringung

Jeder Clinical Pathway ist eine Art „Blaupause". Durch Festlegung der an jedem Behandlungstag (in der Regel) zu erbringenden Leistungen werden personenabhängige Variationen in der Behandlung vermieden und somit eine Kontinuität der Behandlung, auch bei wechselndem Personal, sichergestellt. Überflüssige, den Patienten belastende und Kosten verursachende Untersuchungen werden ausgeschaltet. Die Fokussierung auf gemeinsam festgelegte, spezifische Ergebnisse innerhalb eines definierten Zeitraumes nimmt die einzelnen Teammitglieder in die Verantwortung. Durch kontinuierliche Leistungsevaluationen können Variationen in der Fähigkeit der einzelnen Mitarbeiter festgestellt werden, diese Ziele zu erreichen.

Schulung und Personalentwicklung

Clinical Pathways können sowohl als Schulungsunterlage für neue Mitarbeiter als auch zur Weiterqualifikation vorhandener Mitarbeiter eingesetzt werden. Mit Hilfe eines Behandlungspfades werden neue Erkenntnisse in Diagnostik und Therapie rasch in die Breite kommuniziert und umgesetzt.

Qualitätsverbesserung

Clinical Pathways sind ein Mittel zur Qualitätssicherung und -verbesserung. Durch Festlegung definierter Ergebnisparameter, z. B. medizinische Ergebnisse, kann die Leistungsfähigkeit eines Pathways bewertet werden. Diese Informationen können zur Qualitätsverbesserung genutzt werden. Die Analyse der Abweichungen (Varianzanalyse) führt zur Veränderung des Versorgungsplanes. Die gesammelten Daten dienen dann u. a. dem Benchmarking zwischen Abteilungen im eigenen Haus oder zum Vergleich mit anderen Krankenhäusern.

Budgetkontrolle

Der Versorgungspfad benennt alle Untersuchungen, Verfahrensweisen, Behandlungen und Instruktionen, die Patienten während ihres Aufenthaltes in Anspruch nehmen. Durch Addition der Kosten der einzelnen Leistungen können die Gesamtkosten für eine bestimmtes Krankheitsbild ermittelt werden. Durch Dokumentation der Abweichungen können auch diese in die Fallkostenberechnung einfließen. Clinical Pathways schaffen Kostentransparenz und bilden daher eine Kalkulationsgrundlage für DRG.

In den USA wenden Krankenhäuser, die ein leistungsbezogenes Vergütungssystem anhand von Ergebnisindikatoren (z. B. Kosten pro Fall) einsetzen, Clinical Pathways als Instrument zur Leistungserfassung und -verbesserung an. Daneben gelten multidisziplinäre Clinical Pathways als Marketinginstrument, um Managed Care-Verträge abzuschließen (vgl. Cabello, 1999).

Patientenzufriedenheit

Gerade bei immer dichter werdenden Behandlungsformen und verkürzten Verweildauern könnten Patienten-Pathways zu einer Steigerung der Patientenzufriedenheit beitragen. Eine zeitgerechte, klare Kommunikation und Schulung des Patienten über die einzelnen Behandlungsschritte, aber auch das, was nach dem stationären Aufenthalt mit ihm weiter geschehen wird, steigert die Patientenzufriedenheit, fördert die aktive Mitarbeit des Patienten bei seiner Behandlung, ggf. auch seiner Angehörigen, und verbessert somit die Ergebnisse.

4.2 Ergebnisse aus der Literatur

Aufgrund der Vergütungssituation in den jeweiligen Ländern bestehen in den USA und Australien die längsten Erfahrungen mit dem Einsatz von Clinical Pathways. So zeigen Antioch et al. (2001), dass der Einsatz von verschiedenen Clinical Pathways an einer großen australischen Klinik einen Rückgang der Verweildauer, Behandlungskosten, Mortalität und Wiedereinweisungsrate zur Folge hatte. Auch aus Deutschland werden zunehmend positive Erfahrungen mit dem Einsatz von Clinical Pathways veröffentlicht. So berichtet Wuttke (2002) von einem erfolgreichen Einsatz der Behandlungspfade für „Pneumonie" und „Varizen" in den Kreiskliniken Ostallgäu. Um aufzuzeigen, welche Erfahrungen mit Clinical Pathways gemacht wurden und welche Ergebnisse ihr Einsatz bringen kann, hierzu einige Beispiele aus verschiedenen Fachdisziplinen.

4.2.1 Unfallchirurgie/Orthopädie

Todaro/Schott-Baer (2000) berichten über den Einsatz von Clinical Pathways an Krankenhäusern unterschiedlicher Versorgungsregionen. An einer städtischen bzw. ländlichen Klinik wurden Clinical Pathways bei Patienten, die eine Hüft-Totalendoprothese bzw. einen Kniegelenksersatz erhielten, eingesetzt. Die jeweils interdisziplinär (Ärzte, Pflegepersonal, Physiothera-

4 Welchen Nutzen können Clinical Pathways bringen?

peut, Ernährungsberater, Sozialarbeiter, Hygienefachkraft) erstellten Pathways umfassten den Zeitraum von der Erstvorstellung des Patienten bis zur Rehabilitation und häuslichen Versorgung. Die Auswertung von 373 Patienten zeigte folgende Ergebnisse:

- Absinken der durchschnittlichen Verweildauer (vgl. Tab. 4.1)
- Reduktion der chirurgischen Komplikationsrate von 21 auf 15 %
- Reduktion der durchschnittlichen Fallkosten pro Patient

Entwicklung der durchschnittlichen Verweildauer (in Tagen)				
	Hüfttotalendoprothese			
	ohne Pathway		mit Pathway	
	1994	1995	1996	1997
ländliches Haus	7,6	6,5	5,8	4,5
städtisches Haus	7,3	7,1	5,4	5,1
	Kniegelenkendoprothese			
	ohne Pathway		mit Pathway	
	1994	1995	1996	1997
ländliches Haus	7,2	6,5	5,6	4,6
städtisches Haus	6,8	6,7	5,7	5,3

Tab. 4.1: Entwicklung der Verweildauer (Todaro/Schott-Baer, 2000)

Der Einsatz eines interdisziplinären Clinical Pathways zur Behandlung von Patienten mit Beckenfrakturen führte zu einer höheren Patientenüberlebensrate – bedingt durch eine bessere Koordination und gemeinsame Entscheidungsfindung zwischen Unfallchirurgen und orthopädischen Traumatologen (vgl. Biffl et al., 2001).

4.2.2 Urologie

Kirsh et al. (2000) konnten anhand eines großen Patientengutes (187 konsekutive Fälle) zeigen, dass mit Hilfe eines Clinical Pathways für Patienten mit radikaler Prostatektomie, einem großen tumorchirurgischen Eingriff in der Urologie, die postoperative Verweildauer auf einen postoperativen Tag gesenkt werden konnte. Die postoperative Wiederaufnahmerate lag bei drei Patienten (1,6 %). Mittels einer standardisierten Befragung der Patienten nach Entlassung konnte gezeigt werden, dass 82,8 % sich in jedem Fall wieder dieser Operation unter den vorgegebenen Bedingungen, nur 0,6 % auf keinen Fall wieder unterziehen würden. Die Anzahl der Tage im Krankenhaus empfanden 82,9 % als angemessen, 15,3 % ein wenig zu kurz, 1,8 % viel zu kurz.

4.2.3 Gynäkologie/Geburtshilfe

Wrobleski et al. (1999) konnten zeigen, dass der Einsatz von Clinical Pathways für vaginale Entbindung und Kaiserschnitt den zeitlichen Aufwand für die Dokumentation reduzierte. Hier wurde der Grundsatz verfolgt, nur zu dokumentieren, wenn vom Standard abgewichen wurde (charting by exception). Das Ergebnis lautet:

- 86 % der Ärzte gaben an, weniger Zeit für Dokumentation durch den Einsatz der Pathways zu benötigen und
- alle Schwestern gaben an, ca. 15 Minuten weniger Zeit für Dokumentation pro Patient zu benötigen. Ein Rückgang der Rückfragen bei Ärzten bewirkte eine weitere Zeitersparnis für die Schwestern.

4.2.4 Thoraxchirurgie

Wright et al. (1997) berichten über einen Lobektomie Pathway, der von einem multidisziplinären Team entwickelt wurde. Für jeden Behandlungstag wurden Regelungen bezüglich durchzuführender Untersuchungen, Labor- und Röntgenanordnungen, physikalischer Therapie, Medikation, Diät, Sauerstoffgabe, Patientenschulung, Sozialdienst, Schmerztherapie, Umgang mit der Thoraxdrainage und Wundbehandlung festgelegt. Daneben wurden Varianzkodes zur Dokumentation von Gründen, warum ein Patient nicht am geplanten 7. postoperativen Tag entlassen werden konnte, festgelegt.

Patienten wurden zwei Wochen nach ihrer Entlassung mittels eines standardisierten Fragebogens bezüglich ihrer Zufriedenheit befragt. Ein Vergleich von Patientengruppen, die ohne bzw. mit Pathway behandelt wurden, zeigt bei einheitlichem Casemix einen Rückgang der durchschnittlichen Verweildauer von 10,6 auf 7,5 Tage, sowie einen Rückgang der Kosten pro Patient um US $ 1271 bei nahezu gleicher Mortalitätsrate und 7-Tages-Wiedereinweisungsrate (vgl. Tab. 4.2).

	Ergebnisse nach Pathwayeinsatz	
	Lobektomie	
	ohne Pathway (n=147)	mit Pathway (n=130)
	1995	1996
Verweildauer	10,6 Tage	7,5 Tage
Entlassung am 7. postoperativen Tag	52 % (76/147)	68 % (88/130)
7-Tages-Wiedereinweisungsrate	2 % (3/147)	1,5 % (2/130)
Mortalität	1,4 % (2/147)	1,5 % (2/130)
Kosten US $	16063	14792

Tab. 4.2: Ergebnisse nach Einsatz eines Pathways für Lobektomie (Wright et al., 1997)

Als Hauptursachen für eine Verweildauer über den 7. postoperativen Tag hinaus zeigte die Varianzkodeanalyse postoperative Schmerzen oder einen persistierenden Pneumothorax. Bei einigen Patienten gab es mehrere Gründe für eine Verweildauerverlängerung. Die Entlassung der Patienten erfolgte zu 86 % nach Hause und in 14 % in eine Rehabilitationseinrichtung. Die postoperative Patientenbefragung ergab, dass 73 % sich gut auf die Entlassung am 7. postoperativen Tag vorbereitet sahen.

Eine Arbeitsgruppe des Johns Hopkins Hospital Baltimore zeigt (vgl. Zehr et al., 1998), dass sich durch den Einsatz entsprechender Pathways bei Patienten mit Lungen-Resektionen (Gruppe 1: segmental, Lobektomie und Pneumektomie) sowie Oesophagus-Resektionen (Gruppe 2: partiell oder vollständig) folgende Effekte nachweisen lassen, wie Tabelle 4.3 zeigt:

- Senkung der durchschnittlichen Verweildauer
- Senkung der durchschnittlichen Behandlungskosten

4.2 Ergebnisse aus der Literatur

	Ergebnisse nach Pathwayeinsatz	
	Oesophagusresektion (partial/vollständig)	
	ohne Pathway	mit Pathway
	n=56	n=96
Verweildauer	13,6 (± 6,9) Tage	9,5 (± 2,8) Tage
Kosten US $ inflationsbereinigt	29097 ± 18586	19260 ± 6000
Mortalität	3,6 %	0 %
	Lungenresektion (segmental, Lobektomie, Pneumektomie)	
	ohne Pathway	mit Pathway
	n= 185	n=241
Verweildauer	8,0 (± 6,2) Tage	6,4 (±3,8) Tage
Kosten US $ inflationsbereinigt	17103 ± 13211	13432 ± 8056
Mortalität	0,5 %	0,8 %

Tab. 4.3: Pathwayeinsatz bei Ösophagus- und Lungenresektion (Zehr et al., 1998)

Die Autoren betonen die Notwendigkeit einer dynamischen Modifizierung der Behandlungspfade, sowie die Bedeutung der Mitarbeit der Ärzte bei der Erstellung der Behandlungspfade, da 70 % der im Krankenhaus entstehenden Kosten durch Ärzte beeinflusst werden und diese die diagnostischen und therapeutischen Maßnahmen anordnen.

4.2.5 Innere Medizin

Cheah (2000) berichtet, dass der Einsatz eines Clinical Pathways bei der Behandlung von 169 Patienten mit unkompliziertem akutem Myokardinfarkt im Vergleich zu einer historischen Kontrollgruppe (100 Patienten) eine statistisch signifikante Reduktion der Verweildauer bewirkte, ohne Beeinflussung der Mortalität, Komplikationsrate oder Morbidität. Ebenso wurde kein Unterschied in der 6-Monats- Wiederaufnahmerate beider Patientengruppen beobachtet.

5 Welche Voraussetzungen benötigt man zur Erstellung und Einführung von Clinical Pathways?

Clinical Pathways verfolgen das Ziel der bestmöglichen Versorgung eines Patienten zu den geringstmöglichen Kosten.

Es gibt eine Reihe von **Vorbehalten und Vorurteilen gegenüber Behandlungspfaden**, die man kennen und mit denen man sich kritisch/konstruktiv auseinandersetzen sollte, bevor man mit Entwicklung und Einführung von Clinical Pathways beginnt:

> Clinical Pathways
> - sind Kochbuchmedizin,
> - führen zu vermehrten Rechtsstreitigkeiten,
> - behindern die medizinische Forschung,
> - sind aufwändig und teuer in der Entwicklung,
> - führen zu Dokumentationsmehraufwand,
> - sind ein reines Kostensenkungsinstrument und
> - Patienten wollen keine Clinical Pathways.

Insbesondere Ärzte lehnen eine Einführung von Behandlungspfaden oftmals ab, weil

- sie eine Einschränkung ihrer ärztlichen Behandlungs- und Therapiefreiheit fürchten,
- sie es nicht gewohnt sind, in multidisziplinären Teams zu arbeiten,
- sie Behandlungspfade als „Bürokratismus" empfinden,
- oftmals Pflegepersonen die „treibenden Kräfte" bei der Entwicklung und Einführung von Behandlungspfaden sind und
- sie erwarten, dass alle an der Patientenversorgung beteiligten Berufsgruppen allein ihren Anordnungen gemäß arbeiten sollen.

Eine erfolgreiche Erstellung, Einführung und Weiterentwicklung von Clinical Pathways gelingt nur, wenn bei der Entwicklung, anschließenden Nutzung und kontinuierlichen Verbesserung des Behandlungspfades alle an der Versorgung des Patienten beteiligten Disziplinen und Berufsgruppen mitwirken. Bestimmte Voraussetzungen in einem Krankenhaus oder einer

5 Welche Voraussetzungen benötigt man zur Erstellung und Einführung?

Abteilung müssen gegeben sein, damit Clinical Pathways ihren vollen Nutzen entfalten können.

5.1 Unternehmenskultur

Voraussetzung für eine erfolgreiche Einführung von Clinical Pathways ist eine geeignete Unternehmenskultur. Was unter Unternehmenskultur zu verstehen ist, erläutert die folgende **Definition von Schein** (1984, S. 29f.):

> „Organizational Culture: A formal Definition
> Organizational Culture is the pattern of basic assumptions that a given group has invented, discovered, or developed in learning to cope with its problems of external adaptation and internal integration that have worked well enough to be considered valid, and therefore, to be taught to new members as the correct way to perceive, think, and feel in relation to those problems."
>
> Organisationskultur: Eine formale Definition
> Die Kultur einer Organisation ist das Muster grundlegender Überzeugungen, die eine Gruppe erfunden, entdeckt oder entwickelt hat, um mit den Problemen externer Anpassung und interner Integration fertig zu werden. Diese haben sich bewährt und werden als valide erachtet, neuen Mitgliedern vermittelt, als die korrekte Art und Weise, wie die genannten Probleme wahrgenommen, über diese gedacht und gefühlt werden sollte. (Übersetzung durch die Autorin)

Die Kultur eines Krankenhauses oder einer Institution, die klinische Behandlungspfade einführen will, sollte folgende Elemente beinhalten:

- Mitarbeiterorientierung
- Veränderungsbereitschaft
- Fehlerkultur
- Patientenorientierung
- Transparenz

5.1.1 Mitarbeiterorientierung

> „Wenn Du wissen willst, was in deinem Unternehmen verbessert werden kann, frage Deine Mitarbeiter."
> (Peter Drucker)

Alle aktuellen Managementansätze (Total Quality Management, Lean Management, Business Re-Engineering, usw.) betrachten den Mensch als zentralen Erfolgsfaktor für das Unternehmen. Unter Mitarbeiterorientierung werden alle Aktivitäten eines Unternehmens verstanden, die sich auf die Förderung und Einbeziehung der Mitarbeiter konzentrieren. Wesentliche Voraussetzung hierzu ist eine *vertrauensbasierte Unternehmenskultur*. Die Erstellung von interdisziplinären und interprofessionellen, d. h. abteilungs- und berufsgruppenübergreifenden Behandlungspfaden, benötigt eine solche vertrauensbasierte *Kultur des Miteinanders*. Dies erfordert in vielen hierarchisch geprägten, streng nach Berufsgruppen und Fachbereichen gegliederten Krankenhäusern einen erheblichen Umdenkungsprozess. Was nützt es, wenn eine handvoll kooperationsfähiger und -williger Idealisten Behandlungspfade erarbeiten, die übrige Organisation aber an starren Hierarchien und berufsständigem Denken festhält?

Pathways haben das Ziel, die Koordination und Organisation der Versorgung eines Patienten über die Berufs- und Abteilungsgrenzen hinweg zu gewährleisten. Dazu müssen alle an der Patientenversorgung beteiligten Mitarbeiter das Bewusstsein entwickeln, „wir sitzen alle im gleichen Boot und steuern auf das gleiche Ziel hin." Die Mitarbeiter vor Ort sind die Experten, denn sie wissen, welche Probleme bestehen und haben Ideen, wie diese zu lösen sind. Damit dieses Wissen genutzt werden kann, müssen die Mitarbeiter in den Prozess der Pathwayerstellung einbezogen werden. Erfahrungen aus Krankenhäusern zeigen, dass eine unzureichende Einbindung der beteiligten Berufsgruppen zu einem Scheitern bei der Einführung und Nutzung von Behandlungspfaden führt. So wurde uns aus einem australischen Krankenhaus berichtet, dass die weit über 100 dort entwickelten Clinical Pathways „in der Mülltonne" landeten. Sie waren von der Pflege entwickelt worden und fanden keinerlei Akzeptanz bei der Ärzteschaft. Erhebliche Zeit und Mühe waren sozusagen „sinnlos" vergeudet worden. Verständlicherweise sieht man bei dieser Institution Clinical Pathways nun sehr kritisch und scheut sich vor weiteren Entwicklungen. Gelingt es jedoch, eine *Kultur des Miteinanders* einzuführen und aufrechtzuerhalten, dann werden die oft beklagten „Schnittstellenprobleme", Folge mangelnder Kommunikation und Koordination zwischen Bereichen und Berufsgruppen, langsam aber sicher verschwinden.

5.1.2 Veränderungsbereitschaft

Die Einführung von Clinical Pathways bedeutet eine Veränderung der Art und Weise, wie Patientenversorgung an einem Krankenhaus oder in einer Abteilung vorgenommen werden. Veränderungen werden von vielen Menschen zunächst mit Argwohn und Skepsis betrachtet, da das Neue und Unbekannte oft angstbesetzt ist. Auch hier spielt die Unternehmenskultur eine nicht unerhebliche Rolle, denn wie vorausgegangene Veränderungsprozesse eingeführt und von den Mitarbeitern erlebt wurden, beeinflusst ihre Haltung gegenüber nachfolgenden Veränderungen. Wenn vielleicht vor kurzem Umstrukturierungen, die mit Stellenabbau einhergingen, durchgeführt wurden, kann es sein, dass auch hinter der Einführung von Clinical Pathways eine solche Absicht vermutet wird. Hier gilt es seitens der Führung von Anfang an klarzustellen, dass mit Clinical Pathways nicht die Absicht verfolgt wird, Stellen abzubauen. Doch auch in einer vertrauensvollen Unternehmenskultur, in der die Mehrzahl der Mitarbeiter Veränderungen positiv oder zumindest neutral gegenüber steht, lassen sich Veränderungsprozesse nicht über Nacht bewerkstelligen. Widerstände, unter Umständen auch Widersprüche innerhalb der Organisation gilt es zu überwinden. Dies erfordert Geduld und Verständnis bei allen Beteiligten, sowie eine ausreichende interne Kommunikation!

5.1.3 Fehlerkultur

„Das neue Grundgesetz ist,
dass wir, um zu lernen, gerade von
unseren Fehlern lernen müssen.
Fehler zu vertuschen ist
deshalb die größte intellektuelle Sünde."
(Karl Popper)

Pathways schaffen Transparenz in der Leistungserbringung und legen somit offen, was gut, aber auch was weniger gut in der Versorgung des Patienten verlaufen ist. Die Analyse von Ergebnissen und möglichen Abweichungen ist daher erforderlich, um die Behandlungspfade stetig zu verbessern. Für den Umgang mit Leistungen, aber auch Fehlleistungen benötigt die Organisation eine „Fehlerkultur". Mit Fehler ist hier nicht der vorsätzliche gemeint – dies wäre Sabotage. Unter Fehlerkultur verstehen wir eine Kultur, in der Fehler nicht als Versäumnisse einzelner Personen oder einer bestimmten Berufsgruppe mit entsprechenden Schuldzuweisungen verstanden werden, sondern als Chance zur Verbesserung. Ohne Fehler ist keine Entwicklung und kein Lernen möglich. Im Krankenhaus muss daher ein Klima herrschen, in dem Mitarbeiter angstfrei Fehler und Probleme benennen können. Nicht das Fehlermachen ist das Problem, sondern das Fehlervertuschen.

> „Ein Misserfolg ist eine Chance,
> es beim nächsten Mal besser zu machen."
> Henry Ford (1863–1947)

Grundsätze in einer Fehlerkultur
1. Wer einen Fehler zugibt, wird nicht bestraft nur wer nichts tut, macht keine Fehler!
2. Wer einen Fehler bei einem anderen bemerkt und anspricht, ist kein Feind, sondern ein Freund, der einem hilft, es in Zukunft besser zu machen.
3. Fehler müssen erfasst, nach ihren Ursachen gesucht werden und diese nach Möglichkeit abgestellt werden.
4. Prozesse werden verändert, damit Fehler in Zukunft nicht mehr auftreten können.
5. Derjenige, der Fehler aufdeckt, wird nicht automatisch mit der Problemlösung beauftragt. Ein automatisches „Kümmern Sie sich drum" verhindert, dass dieser Mitarbeiter wieder auf Fehler aufmerksam machen wird.
6. Auch Führungskräfte machen Fehler und müssen sie eingestehen.

Nur mit einer entsprechenden Fehlerkultur ist es möglich, Mitarbeiter dazu zu motivieren, Abweichungen zu dokumentieren und nicht zu „vertuschen". Nur so gelingt es, Akzeptanz für Behandlungspfade zu erzeugen, deren Dokumentation klare Zuordnungen von Leistungen, aber auch Fehlleistungen, u. U. auch bei Personen, erlaubt.

Nur im Umfeld einer Fehlerkultur ist es möglich, vergleichende Analysen im Sinne eines Benchmarkings durchzuführen, z. B. zwischen verschiedenen behandelnden Ärzten oder sogar Kliniken, gemäß der Zielsetzung, eine ständige Verbesserung der Strukturen, der Abläufe und Ergebnisse zu erreichen.

5.1.4 Patientenorientierung

Bei der Erstellung der Pathways darf keinesfalls alleiniges Effizienz- und Effektivitätsdenken vorherrschen. Wenn dem so wäre, dann wäre die Kritik an der vermeintlichen „Kochbuchmedizin" berechtigt. Bei der Entwicklung von Clinical Pathways sollte man stets die Sicht des Patienten berücksichtigten, z. B. wenn es um die Planung der Diagnostik an einem Tag geht. Dabei muss man die Frage berücksichtigen, wie viel Diagnostik ist dem Patienten an einem Tag zumutbar? Der Einsatz von Pathways darf keinesfalls die individuellen Bedürfnisse und medizinischen Notwendigkeiten des Einzelfalles außer Acht lassen, sondern gemäß der Regel Nr. 1: Der Clinical Pathway ist nur eine Richtschnur! – Der Arzt muss jeden Patienten als Individuum behandeln.

Um „Auswüchse" infolge der zunehmenden Ökonomisierung der Medizin bei der Nutzung von Clinical Pathways zu verhindern, benötigt das Krankenhaus eine starke Patientenorientierung. Durch eine zeitgerechte, klare Kommunikation und Schulung des Patienten über die einzelnen Behandlungsschritte, z. B. durch Einsatz von Patientenpathways, und eine Adaptation des Pathways auf die individuellen Bedürfnisse, kann eine hohe Patientenzufriedenheit erzielt werden.

5.1.5 Transparenz

Wie offen im Allgemeinen mit Informationen in einer Organisation umgegangen wird, ist ebenfalls eine Frage der Unternehmenskultur. Die Erstellung von Patientenpfaden ermöglicht eine bisher nicht gekannte Transparenz der Art und Weise, wie Patientenversorgung in einer Klinik oder Abteilung erfolgt. Es stellt sich nun die Frage nach dem Grade der Öffentlichkeit der Clinical Pathways:

- „Top secret" bedeutet, dass der Pathway nur den unmittelbar mit ihm arbeitenden Mitarbeitern einer Abteilung bekannt und ansonsten ein wohlgehütetes Geheimnis ist.
- „Klinikweit bekannt", z. B. durch Einstellen in das Klinikintranet, heißt, dass die Information allen intern zugänglich ist, aber es soll keine (beabsichtigte) Information nach außen dringen.
- „Vollkommen öffentlich", z. B. durch Einstellen der Pathways in das Internet, wie es das St. Vincent's Hospital in Sydney praktiziert, bedeutet vollkommene Transparenz.

Ein vergleichbar offener Umgang, wie er am St Vincent's Hospital in Sydney praktiziert wird, ist derzeit für viele deutsche Krankenhäuser eher unrealistisch und Zukunftsmusik. Unser Vorschlag für die Offenlegung von Clinical Pathways nach extern und intern zeigt die folgende Auflistung der **empfohlenen Clinical Pathway-Kommunikation:**

nach außen:
- Nationaler und internationaler Erfahrungsaustausch mit anderen Kliniken, z. B. durch Teilnahme an Arbeitsgruppen
- Beteiligung an Tauschbörsen
- Einbeziehen der Kostenträger (wo sinnvoll und zweckmäßig)

nach innen:
- größtmögliche Transparenz: nicht als Verschlusssache geheim halten, sondern z. B. im Intranet zur Verfügung stellen
- Clinical Pathways sind ein hilfreiches Instrument, kein Zwangskorsett

5.2 Management und Ressourcen

Die Einführung von Clinical Pathways ist eine Entscheidung der Führung eines Krankenhauses oder einer Abteilung. Es handelt sich hierbei um ein Instrument zur Steuerung der Leistungserbringung, also ein klassisches Managementwerkzeug. Daher hat die Führung auch die Verpflichtung den Prozess der Entwicklung, Einführung und Weiterentwicklung von Behandlungspfaden ideell und durch Bereitstellung der erforderlichen Ressourcen zu unterstützen. Die Erstellung von Behandlungspfaden ist keine Aufgabe, die sich so „nebenbei" erledigen lässt, da personelle Ressourcen und die Infrastruktur eine nicht unerhebliche Rolle spielen: Mitarbeiter, die an der Erstellung von Behandlungspfaden mitwirken, müssen für diese Aufgabe freigestellt werden. Eventuell müssen Qualifizierungsmaßnahmen (z. B. EDV-Schulungen) durchgeführt werden. Für die Erstellung von Behandlungspfaden werden Räumlichkeiten mit entsprechender Ausstattung für Gruppenarbeit, ggf. Hard- und Software benötigt. Zwar wird der Aufwand für die Erstellung der Behandlungspfade am größten sein, doch auch ihre Analyse hinsichtlich ihrer Ergebnisse und Abweichungen sowie ihre fortdauernde Weiterentwicklung kosten Zeit und Geld.

Des Weiteren ist es eine Führungsaufgabe dafür zu sorgen, dass die erarbeiteten Behandlungspfade auch tatsächlich eingesetzt werden. Hierzu muss u. U. reichlich Überzeugungsarbeit geleistet werden, da insbesondere zu Beginn mit erheblichem Widerstand gegen eine standardisierte Form der Patientenversorgung („Wo bleibt die ärztliche Therapiefreiheit?!" oder der Vorwurf der „Kochbuchmedizin") zu rechnen ist. In manchen Fällen wird eine Einführung dort, wo Überzeugungsarbeit allein nicht ausreicht, nur mit Sanktionen erfolgreich sein. Die Einführung von Clinical Pathways erfordert von der Führung und von allen anderen Mitarbeitern Geduld und einen „langen Atem" gemäß der Erkenntnis von Katharina von Siena: „Nicht das Beginnen wird belohnt, sondern einzig und allein das Durchhalten."

5.3 Strukturen

Structure follows strategy...

Damit Clinical Pathways in einer Institution erfolgreich eingesetzt werden können, ist es erforderlich, die hierzu nötigen organisatorischen Strukturen zu schaffen. Um zu vermeiden, dass jeder Bereich, jede Abteilung „das Rad auf's Neue" erfindet, ist es sinnvoll, eine zentrale Einrichtung zu schaffen, die den Prozess der Pathwayerstellung koordiniert, eine regelmäßige Auswertung und Varianzanalyse vornimmt, bei der Erstellung unterstützt und Rahmenvorgaben entwickelt, wie z.B. ein einheitliches Layout oder die EDV (vgl. das ZIP Team, siehe Kap. 8.2). Einige Kliniken, z.B. das St Vincent's Hospital in Sydney, haben hierzu einen „Pathway Co-Ordinator" im Qualitätsmanagement verankert.

Neben einer zentralen Stelle zur Koordination und Unterstützung ist es jedoch auch wichtig, dezentrale Verantwortlichkeiten für den Pathway zu definieren. Dies kann eine Einzelperson aus dem Bereich, in dem der Pathway eingesetzt wird, oder aber eine Gruppe von Personen sein, die die Erstellung und Weiterentwicklung des Pathways betreiben (vgl. das DIP-Team, siehe Kap. 8.2). Diese dezentrale Verankerung ist von großer Bedeutung, um eine Akzeptanz bei den Mitarbeitern für die Behandlungspfade zu erzielen. Wie Erfahrungen aus dem Qualitätsmanagement zeigen, können auch die Anwendung und Weiterentwicklung von Pathways nicht „von oben" verordnet werden. Ihre Entwicklung und ihr Einsatz hängen von der Motivation der Mitarbeiter vor Ort ab, also sollte bei ihnen auch die Mitverantwortung für dieses Instrument liegen.

5.4 „Kaufen oder Selbermachen?"

Eigentlich ist es schon verwunderlich, dass es in deutschen Krankenhäusern keine einheitliche Vorgehensweise bei der Behandlung von bestimmten

Krankheitsbildern gibt. Denn dies hat nun zur Folge, dass mit hohem zeitlichem, personellem und finanziellem Aufwand hauseigene Clinical Pathways entwickelt werden müssen. Zunehmend finden sich Pathwaybeispiele für die verschiedensten Krankheitsbilder in Publikationen oder im Internet. Inzwischen wurden „Tauschbörsen" für Clinical Pathways eingerichtet, um eine Kräfte- und Wissensbündelung zu erzielen, bei der eine Anonymisierung der pfaderstellenden Klinik eine risikofreie Weitergabe von Daten, z. B. Einkaufspreisen für Materialien, ermöglichen soll. Weiteres hierzu findet man im Internet unter www.clinical-pathway-management.de (vgl. Scheu et al., 2002).

Es stellt sich nun grundsätzlich die Frage, ob man sich nicht einfach einen „passenden" Behandlungspfad besorgen solle und sich so den mühevollen Weg der Eigenerstellung ersparen kann. Doch hier gleich die Warnung: „den" Pathway, der sich auf jede Institution übertragen lässt, gibt es nicht. Auch wenn es ihn gäbe, stellt sich die Frage, ob ein einfaches Übernehmen sinnvoll wäre. In der Literatur wird wiederholt berichtet, dass vor der Entwicklung eigener Clinical Pathways verschiedene Beispiele anderer Abteilungen oder aus der Literatur angesehen und für die eigenen Zwecke und Bedürfnisse als unzureichend empfunden wurden, weshalb eigene Behandlungspfade entwickelt werden mussten (vgl. Wroblewski et al., 1999).

Mit dem einfachen „Überstülpen" eines fremden Pathways läuft man Gefahr, dem „not-invented-here"-Syndrom zu erliegen (vgl. Doppler/Lauterburg, 1996).

Hierbei handelt es sich um ein Phänomen, das Mitarbeiter dazu neigen, Dinge, an deren Entwicklung sie nicht beteiligt waren, abzulehnen – selbst wenn sie objektiv gesehen, noch so gut sind. Durch die Mitarbeit an einem eigenen Pathway steigt die Akzeptanz bei der Anwendung. Mitarbeiter, die an der Planung und Entwicklung der Behandlungspfade selbst beteiligt sind, werden sich auch im Kollegenkreis dafür einsetzen, dass ihr „Werk" Anerkennung und Weiterentwicklung erfährt.

Nur durch das gemeinsame Erarbeiten von Pathways werden die Schnittstellenprobleme aktiv angegangen. Zwar mögen sich die Probleme gleichen, in ihrer Art sind sie jedoch sehr krankenhaus- oder abteilungsspezifisch, wenn nicht sogar einzigartig, insbesondere wenn es sich um zwischenmenschliche Probleme handelt. Vorgefertigte Lösungen, also auch „fertige" Pathways, eignen sich nicht zu ihrer Beseitigung.

Die Verwendung von „Fertig-Pathways" würde auch Kritikern Vorschub leisten, die einer Standardisierung der Medizin, einer „Kochbuchmedizin", ablehnend gegenüber stehen.

5 Welche Voraussetzungen benötigt man zur Erstellung und Einführung?

Daher an dieser Stelle nochmals der Hinweis:

Ein Clinical Pathway sollte lediglich zur Orientierungs- und Dokumentationsunterstützung im Rahmen einer Patientenbehandlung dienen und niemals als in Stein gemeißelte, unabänderliche Richtschnur Verwendung finden.

Grundsätzlich ist gegen eine Verwendung von Beispiel-Pathways der verschiedensten Art, als Schulungshilfe, zur Orientierung über den Aufbau, zur Ausgestaltung von Behandlungspfaden oder als Grundlage zur Weiterentwicklung nichts einzuwenden.

6   Welche Sichtweisen und Bestandteile kann ein Clinical Pathway beinhalten?

> „Viele Wege führen nach Rom",
> viele aber auch daran vorbei!
>
> „Den alleinig und einzig wahren
> Clinical Pathway gibt es bis dato nicht."

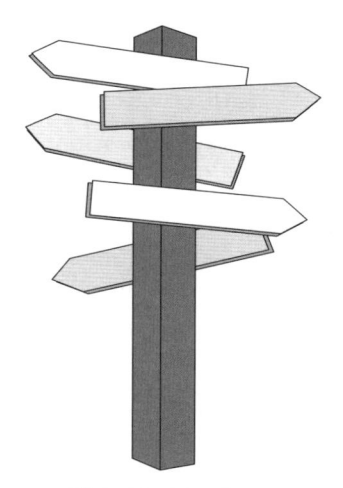

Abb. 6.1: Wo geht's hier zum Clinical Pathway?

Es soll im Folgenden auf die grundsätzlichen Ausgestaltungsmöglichkeiten von der „Minimal- bis zur Maximallösung" eines Clinical Pathways eingegangen werden. Hierzu wurden die gegenwärtig im Internet und in der Literatur zu findenden Lösungen analysiert. Ähnlich dem im Kapitel 2 angesprochene „Begriffswirrwarr" findet man auch in der Darstellungsform der Clinical Pathways eine bunte Vielfalt. So werden einzelne Clinical Pathway-Bestandteile, wie z. B. ein klinischer Algorithmus oder eine einseitige Prozessdarstellung, bereits als Komplettlösungen vorgestellt. Andere Darstellungen umfassen mehrseitige Lösungsvorschläge mit unterschiedlichstem Detaillierungsgrad. Bevor wir aber im Weiteren auf die möglichen Ausprägungsformen von Behandlungspfaden eingehen, ist es notwendig, sich über die unterschiedlichen Sichtweisen und Bedürfnisse der Nutzer eines Clinical Pathways einen Überblick zu verschaffen.

6 Welche Sichtweisen und Bestandteile kann ein Clinical Pathway beinhalten?

Grundsätzlich sollte man bedenken, dass jeder Anwender eines Clinical Pathways Zugriff und Einsicht auf diejenigen Informationen erhält, die für die eigene Arbeit am und mit dem Patienten erforderlich sind. Der Clinical Pathway soll demzufolge höchst unterschiedlichen Erwartungen und Bedürfnissen seiner Nutzer dienen, gerade da er einer interprofessionellen Orientierungs- und Dokumentationsdarstellung gerecht werden will.

Sichtweisen der Nutzer eines Clinical Pathways:

- aus Arztsicht: klinische Leitlinien oder Algorithmen zur diagnostischen/therapeutischen Entscheidungsunterstützung
- aus Pflegesicht: tägliche Checklisten
- Funktionsbereich: Checklisten
- Verwaltungssicht: organisatorische Prozessablaufbeschreibung
- Patienten-/Angehörigensicht: allgemeine Informationen zum Behandlungsablauf, Checklisten zur Vor- und Nachbereitung

Neben den genannten Sichtweisen, die primär als Orientierungsunterstützung dienen, sind aber noch weitere Bestandteile in den Aufbau eines Clinical Pathways eingebunden:

- Ein- bzw. Ausschlusskriterien
- Interprofessionelle Dokumentationszusammenführung
- Ergebniskriterien
- Spezifische Scorebeurteilung zum Zeitpunkt des Erstkontaktes/der Aufnahme, im Weiteren Verlauf bei Entlassung und ggf. späteren Nachkontrollen
- Hinweise zu DRG, Diagnosen- und Prozeduren im Zusammenhang mit dem jeweils betrachteten Krankheitsbild
- konsentierte Abweichkriterien inkl. Dokumentation
- Kosten- und Verweildauerbetrachtungen

6.1 Die Sichtweisen im Detail

6.1.1 Arztsicht

„Wer aufhört, besser zu werden,
hat aufgehört gut zu sein."
(Voltaire)

Um den Blickwinkel des Arztes darzustellen, kommen primär klinische Leitlinien in Verbindung mit klinischen Algorithmen als geeignetes Instrument in Betracht. Für eine qualitativ hochwertige Patientenversorgung muss für die Mitarbeiter eine auf klinischen Leitlinien basierende, konsentierte Orientierungshilfe und Entscheidungsunterstützung und damit ein für das Tagesgeschäft praktikabler „Leitfaden" verfügbar sein.

Infolge der teilweise hohen ärztlichen Mitarbeiterfluktuation, vor allem in deutschen Großkliniken, kommt man gar nicht umhin, standardisierte und optimierte Ablaufbeschreibungen zu formulieren und in einer möglichst klaren und übersichtlichen Form (z. B. mittels Flussdiagrammen) zur Einarbeitung neuer Mitarbeiter für die tägliche Arbeit festzulegen. Die mündliche Wissensweitergabe eines erfahreneren Kollegen darf nicht einziger Garant für die Patientenbehandlung sein. Da nicht wenige medizinische Lehrbücher oft schon zum Zeitpunkt der Drucklegung überholtes Wissen beinhalten, ist es für die tägliche Arbeit dringend erforderlich, eine stetig aktualisierte Orientierungshilfe zur Verfügung zu stellen.

6.1.2 Pflegesicht

Tägliche Checklisten sollen dem Pflegemitarbeiter ersichtlich machen, welche Tätigkeiten von wem, wann und wie erbracht werden. Im Hinblick auf die Entwicklung von z. B. Pflegestandards ist die Pflege anderen Berufsgruppen nicht selten weit voraus. In einer Pflegeplanung (vgl. Pflegeplanung ESWL in Abb. 6.2) werden von einem Standard ausgehend patientenbezogene Pflegeprobleme spezifiziert und Pflegeziele definiert, die mit Hilfe bestimmter Pflegemaßnahmen erreicht werden sollen. Eine solche Pflegeplanung dient einerseits als Orientierungshilfe und andererseits aber auch als Dokumentationsunterstützung für die tägliche Patientenversorgung.

Für die nächsten Jahre ist davon auszugehen, dass im Rahmen des sich anbahnenden Ärztemangels vermehrt administrative Aufgaben auf die

6 Welche Sichtweisen und Bestandteile kann ein Clinical Pathway beinhalten?

Pflegeplanung ESWL

Name:
Geb. Dat.:
Zentr./Stat.:

Datum:

Probl. / Ressour. / Bedürfnisse des Patienten	Pflegeziele	Maßnahmen	A/S				A/S				A/S				A/S				A/S				A/S				A/S				A/S			
			F	S	N		F	S	N		F	S	N		F	S	N		F	S	N		F	S	N		F	S	N		F	S	N	
Patient findet ungewohnte Umgebung und fremde Menschen vor	* Selbständigkeit erhalten gute Orientierung ermöglichen	* Aufnahmegespräch nach Standard der Station																																
Gefahr des Misslingens der ESWL durch Sichtbehinderung, aufgrund von Luft und Stuhlgang gefülltem Darm	* Stuhl und Luftfreier Darm	* Abführmaßnahmen nach Standard der Urologie sowie weitere Vorbereitungen nach Standard																																
Gefahr der Kreislaufschwankung aufgrund Sedative und Analgetikagabe während der ESWL	* stabiler Kreislauf	* RR, Puls, Temperatur / Dokumentation 1x tägl. und bei Bedarf * Hilfe bei Erstmobilisation																																
Gefahr der Dehydration aufgrund von mangelnder Flüssigkeitszufuhr post. ESWL wegen 2 Std. Nahrungskarenz	* Flüssigkeitszufuhr * Diuresegewährleistung	* Verabreichung der Infusionstherapie Vor- und Nachbereitung * Kontrolle auf Einlaufgeschwindigkeit und Verträglichkeit																																
Infektionsgefahr der Einstichstelle der Braunüle aufgrund der Verkeimung der Haut	* Intakthaltung der Haut * Keimarmut	* Braunülen VW nach Standard der Urologie																																
Übelkeit und Erbrechen aufgrund Unverträglichkeit auf Analgetika und Sedativa	* Linderung der Beschwerden	* Hilfestellung beim Erbrechen, Nierenschale, Zellstoff anreichen * Medikamente nach ärztlicher Anordnung / Dokumentation																																
Gefahr von Harnstau im Nierenbecken durch festsitzende Konkremente, angezeigt durch erhöhte Temperatur	* Gewährleistung der Diurese und somit Absetzen von Steinkonkremente * rechtzeitiges Erkennen von bedrohlichen Veränderungen	* Zubereitung und Anreichen von Tee und anderen Getränken * Temperaturkontrolle																																

6.1 Die Sichtweisen im Detail

Probl. / Ressour. / Bedürfnisse des Patienten	Pflegeziele	Maßnahmen	A/S				A/S				A/S				A/S				A/S				A/S				A/S				A/S			
			F	S	N		F	S	N		F	S	N		F	S	N		F	S	N		F	S	N		F	S	N		F	S	N	
Steinmaterial makroskopisch schwer erkennbar	* Erhalten von Steinmaterial	* Urinkontrolle auf Steinmaterial * Anreichen von Urofiltern und Sammelröhrchen * Patient aufklären * Steinmaterial zur Analyse senden																																
Patient ist unsicher und besorgt aufgrund des Eingriffs, Gefahr von Blutbeimengungen im Urin, angezeigt durch Äußerungen und Fragen des Patienten	* aufgeklärter, sicherer Patient * klarer Urin	* Patienten aufklären/ ggf. Gespräche vermitteln * Urin beobachten: Farbe, Menge, Geruch																																
Gefahr der krampfartigen Schmerzen im re. / li. Flankenbereich durch wandernde Steinkonkremente	* Schmerzfreiheit gewährleisten	1. Wärmflasche anreichen 2. Vollbad vorbereiten 3. Schmerzmittelgabe auf Anordnung des Arztes																																

Abb. 6.2: Pflegeplanung ESWL (Urologie)

Pflege übergehen. So wird die Pflege nicht mehr nur für die Erledigung der Aufnahme-, Verlegungs- und Entlassungsformalien, sondern auch für das Abarbeiten von Checklisten, wie z. B. das Überprüfen der Vollständigkeit von Patientenunterlagen in Vorbereitung auf einen Eingriff, verantwortlich sein. Auch unter dem Gesichtspunkt der zu erwartenden Verweildauerverkürzungen wird es dringend erforderlich, dass notwendige Diagnostik zügig erfolgt und dies muss geplant und koordiniert werden (Casemanagement). Ein Beispiel für eine Checkliste findet sich in Kapitel 2, Abbildung 2.3.

6.1.3 Administrative Sicht

Die administrative Sichtweise lässt sich am besten mit dem Blickwinkel aus der Vogelperspektive vergleichen. Betrachtet man den Ablauf der stationären Patientenversorgung schematisch, so erhält man beispielsweise eine Prozessübersicht mit entsprechenden Teilprozessen, wie in Abbildung 6.3 dargestellt.

Die Prozessübersicht entspricht, bleibt man in der in Kapitel 2.8 vorgeschlagenen Terminologie, der Makroebene eines Krankenhauses. Würde man die Prozesskette für ein bestimmtes Krankheitsbild oder aber nach Abteilungen spezifizieren, dann bewegt man sich in der Mesoebene. Die Mikroebene

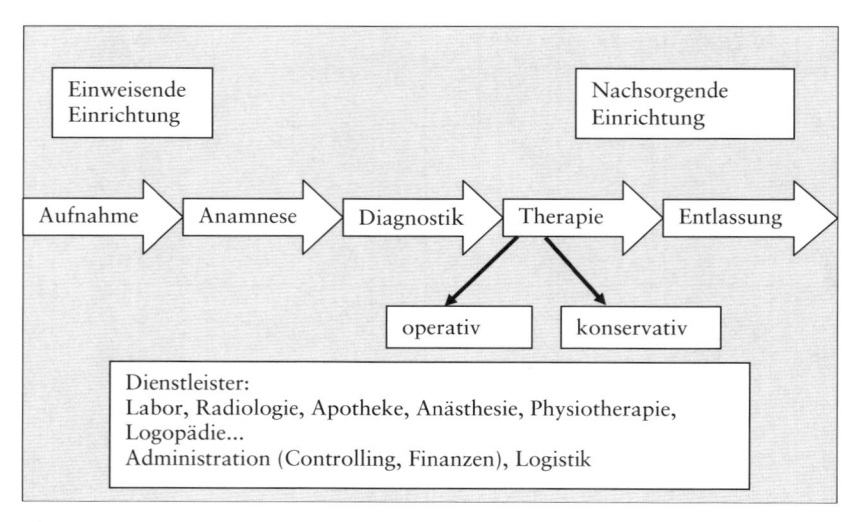

Abb. 6.3: Gesamtprozess der stationären Patientenversorgung

befasst sich mit den einzelnen Teilprozessen – hier auch Teilprozessschritt genannt. Die administrative Sicht entspricht hier am ehesten der Makroebene, da sie das Krankenhaus als Ganzes betrachtet.

Für jeden Teilprozessschritt gilt es im Behandlungspfad festzulegen,

- welche Berufsgruppe
- welche Aufgaben
- in welcher Form

zu erfüllen hat.

So ist z. B. für die Beschreibung des Aufnahmeprozesses (Teilprozess) neben Pflege, ärztlichem Dienst und Verwaltung, auch die Aufgabe eines Sozialdienstes zu betrachten. Es gilt zu bedenken, dass die Sicht der Verwaltung über die alleinige medizinische Patientenversorgung hinausgeht. Auch ihren Bedürfnissen sollte ein Behandlungspfad Rechnung tragen – z. B. durch Gewährleistung einer Dokumentation, die einer Überprüfung von außen (durch den Medizinischen Dienst der Krankenkassen – MDK) standhält. Es muss auch sichergestellt werden, dass patientenbezogene Diagnosen, Prozeduren (diagnostische und therapeutische Maßnahmen) erfasst werden, die für eine korrekte Abrechnung erforderlich sind. Die Verwaltung hat insbesondere ein Interesse an Clinical Pathways hinsichtlich deren Möglichkeiten zur Budgetkontrolle (siehe hierzu auch Kapitel 4.1), zur Fallkostenberechnung für Regelfälle, aber auch bei Abweichungen vom Behandlungspfad.

6.1.4 Funktionsbereichssicht

Ähnlich der Pflegesichtweise, kann in der Funktionsbereichssicht für Bereiche, wie z. B. die Physiotherapie, der Sozialdienst, die Logopädie, die Ergotherapie, die Ernährungsberatung oder die Apotheke anhand täglicher Checklisten ein orientierender Überblick darüber geschaffen werden, was mit dem jeweiligen Patienten entsprechend der „W-Kette" zu erfolgen hat. Ziel sollte sein, durch Integration aller an der Patientenbehandlung beteiligten Professionen eine koordinierte Zusammenarbeit zur Verbesserung der Abläufe und letztendlich der Behandlungsergebnisse zu erreichen. So empfiehlt es sich beispielsweise für pflegeintensive, multimorbide Patienten bereits am Aufnahmetag den Sozialdienst einzuschalten, um die weitere Versorgung des Patienten nach seiner Entlassung zu organisieren – in Zeiten erforderlicher Verweildauerverkürzungen eine unabdingbare Notwendigkeit (siehe Kap. 3.3). Checklisten können dazu beitragen, die rechtzeitige Einbeziehung anderer beteiligter Funktionen nicht zu versäumen.

Ähnlich verhält es sich beispielsweise mit der physiotherapeutischen Betreuung im Anschluss an eine Operation. Die beste operative Versorgung wird beeinträchtigt, wenn die erforderlichen physiotherapeutischen Maßnahmen nicht klar darauf abgestimmt werden und zeitnah beginnen. Durch eindeutige Vorgaben, zu welchem Zeitpunkt mit dem Patienten welche Übung gemacht werden sollte, wird einerseits die notwendige Transparenz bezüglich der Behandlung geschaffen und andererseits die erforderliche Dokumentation und Verlaufskontrolle ermöglicht.

6.1.5 Der Patientenpathway

Ein spezieller Patienten-/Angehörigenpathway soll anschaulich und leicht verständlich über den gesamten Behandlungsablauf informieren und dies idealerweise vom Erstkontakt über den Krankenhausaufenthalt hinaus bis zum Behandlungsabschluss. Zielsetzung sollte hierbei sein, dass der Patient jederzeit weiß, **was wer warum** mit ihm macht. Der Patient sollte z. B. bereits im Voraus darüber informiert sein, was ihn erwartet, wenn ein Krankenhausmitarbeiter sein Zimmer betritt: Beispiele für die Kontakte mit dem ärztlichen Personal wären u. a.

- Anamneseerhebung,
- Aufnahmeuntersuchung,
- Aufklärungsgespräch,
- operative und diagnostische Maßnahmen,
- Visite oder
- Verlaufs- und Abschlussuntersuchung.

Kontakte zur Pflege entstehen z. B. im Rahmen von Verbandswechsel, Essensausgabe, Körperpflege u. a.

Über den ärztlichen diagnostischen und therapeutischen Bereich hinaus findet eine Kontaktaufnahme zu anderen Berufsgruppen, wie z. B. der Physiotherapie, der Ernährungsberatung oder dem Sozialdienst entsprechend den jeweiligen Erfordernissen des Patienten statt. Ein solcher Pathway kann auch Checklisten, die dem Patienten bereits vor einer geplanten Aufnahme zur Verfügung gestellt werden, mit Hinweisen zu erforderlichen Unterlagen (z. B. Befundberichte, Voruntersuchungen, Röntgenbilder) und Informationsmaterial über das Krankheitsbild, Vorbereitungen zur Diagnostik oder Operation (z. B. Abführmaßnahmen, Atemgymnastik nach OP) sowie zukünftige Verhaltensregeln (z. B. körperliche Schonung oder Diäten) bein-

6.1 Die Sichtweisen im Detail

	Stufe 0	Stufe I	Stufe II	Stufe III	Stufe IV	Stufe V	Stufe VI	Stufe VII
	prästationär	Aufnahme	Tag 2	Tag 3	Tag 4	Tag 5	Tag 6	Entlassung
		prä-OP	OP 0	post-OP 1	post-OP 2	post-OP 3	post-OP 4	post-OP 5
Ernährung	Normalkost	Normalkost	nüchtern	Schonkost	Schonkost	Normalkost	Normalkost	Normalkost
Hygiene	selbstständig	selbstständig	Hilfe	Hilfe	Hilfe	Hilfe	Hilfe	selbst
Mobilisierung	selbstständig	selbstständig	Bettruhe	Bettruhe	Bettkante	Rollstuhl	Gehen	selbst
Visiten		Arzt+Pflege	Arzt+Pflege	Arzt+Pflege	Pflege	Arzt+Pflege	Pflege	Arzt+Pflege
Untersuchungen	RÖ	Blut EKG	Blut			Blut		
Medikamente		prämed.	Schmerzmed.	Schmerzmed.	bei Bedarf	bei Bedarf	bei Bedarf	Empfehlung
Überwachungen		RR Puls	RR Puls EKG...	RR Puls EKG...	RR Puls EKG	RR Puls EKG...	RR Puls EKG...	
Therapie			Verb.-Kontr.	Ver.-wechsel	Ver.-wechsel	Ver.-wechsel	Ver.-Wechsel	Ver.-Wechsel
Schulung	Vorbereitung	Entlass-Plan	Besuch	Schonung	Schonung	Verhalten	Verhalten	Entlassung

Abb. 6.4: Patientenpathway, operativ

halten. Dadurch wird die aktive Mitarbeit (Compliance) des Patienten durch Steigerung der Eigenverantwortung verbessert (siehe auch Kap. 3.6). Ein Beispiel für die Ausgestaltung eines Patientenpathways zeigt Abbildung 6.4.

6.2 Weitere Bestandteile eines Clinical Pathways

6.2.1 DRG-/Diagnosen-/Prozedurenauswahl

Wie kann nun entschieden werden, für welche Krankheitsbilder ein Behandlungspfad entwickelt werden soll? Dazu bieten sich unterschiedliche Möglichkeiten an:

- die häufigsten Krankheitsbilder (Top 10)
- die teuersten Krankheitsbilder
- konservative/operative Behandlung
- elektiv/Notfall

Die Zuordnung zu einem Clinical Pathway sollte sich an der Hauptursache, die zu der Aufnahme in das Krankenhaus führt, orientieren, d.h. der Hauptaufnahmediagnose entsprechend der Deutschen Kodierrichtlinien 2003 (vgl. www.dkgev.de). Nach Auswahl eines Krankheitsbildes folgt die Festlegung geeigneter Ein- und Ausschlusskriterien.

6.2.2 Ein- bzw. Ausschlusskriterien

Die Festlegung von Ein- und Ausschlusskriterien soll dem Anwender des Clinical Pathways bei der Entscheidung helfen,

1. welcher Patient entsprechend dem Pathway behandelt wird,
2. wann der Pathway unterbrochen oder verlassen werden sollte.

Einschlusskriterien beschreiben Voraussetzungen, die erfüllt werden müssen, um einen Patienten einem bestimmten Behandlungspfad zuzuführen. **Ausschlusskriterien** beinhalten Aspekte, die zum einen gegen eine Aufnahme in einen Behandlungspfad sprechen oder aber den Abbruch einer begonnenen Behandlung bedeuten.

Mögliche Ein-/Ausschlusskriterien
- Diagnosenspektrum mit festgelegtem ICD-10-Bereich
- Prozedurenspektrum mit festgelegtem OPS-301-Bereich
- ggf. die sich daraus ergebende DRG-Zuordnung
- Ausprägungsgrad (Stadium) eines Krankheitsbildes
- Alter
- Begleiterkrankungen/Risikofaktoren
- Voroperationen
- Allergien/Unverträglichkeiten
- Komplikationen/Neuerkrankungen während der Pfadbehandlung

Die Kriterien müssen im Vorfeld klar formuliert werden, um spätere Unsicherheiten in der Anwendung des Clinical Pathway zu vermeiden.

6.2.3 Dokumentationszusammenführung

Dass Clinical Pathways nicht nur als Orientierungs- und Entscheidungshilfe für die an einer Patientenbehandlung beteiligten Berufsgruppen, sondern auch als Dokumentationssystem Verwendung finden können, wurde bereits eingangs erwähnt.

Viele haben vielleicht schon folgende Erfahrung gemacht, dass ein Patient mit leicht verständnislosem Kopfschütteln bemerkte: „Sie sind jetzt schon die dritte Person die mich dasselbe fragt, reden Sie denn nicht miteinander?" – nachdem der Stationsarzt, im Anschluss an Pflege und Sozialdienst erneut eine Sozialanamnese dieses Patienten erhebt. Solche Vorgehensweisen können beim Patienten den Eindruck einer gewissen Desorganisation hinterlassen. Bei den Mitarbeitern führen wiederholt erhobene, z. T. auch widersprüchlich erfasste Daten zu Frustration und Verständnislosigkeit auch unter dem Aspekt des zunehmenden Dokumentationsaufwandes.

Ressourcen lassen sich bei der Dokumentation durch die Zusammenführung von Dokumentationsinhalten einsparen. Denn letztendlich sollte es ausreichen, wenn an einer einzigen Stelle die Sozialanamnese eines Patienten nach definierten Kriterien erhoben, dokumentiert und von anderen Berufsgruppen eventuell ergänzt wird.

Ähnlich verhält es sich mit der Dokumentation im Rahmen des täglichen Pflegeberichtes bzw. ärztlichen Verlaufberichtes. Man muss nicht MDK-

Gutachter sein, um zu wissen, dass hier hin und wieder Widersprüchlichkeiten in der Dokumentation auftreten. Dies könnte verhindert werden, wenn beide Berufsgruppen auf ein und demselben Bogen ihre Einträge unter Kenntnisnahme der Informationen der anderen vornähmen. Ziel der Anwendung eines Clinical Pathways sollte seine Integration in die vorhandene Krankenblattdokumentation sein und nicht die Schaffung einer zusätzlichen Dokumentation!

6.2.4 Ergebniskriterien

Die zunehmend u. a. von Kostenträgern, Selbsthilfegruppen und Patienten gewünschte Messung und damit Objektivierung eines medizinischen Behandlungserfolges stellt eine große Herausforderung dar. Unterschiedlichste Faktoren beeinflussen das Ergebnis eines Behandlungsablaufes. Eichhorn (1977) fordert, dass die Qualität der medizinischen Versorgung stets im Hinblick auf Ziele, die im Einzelfall erreicht werden sollen, definiert werden muss. Dies setzt voraus, dass bereits bei Beginn einer Therapie patientenbezogene Behandlungsziele festgelegt werden, um im Verlauf und bei Abschluss der Therapie die Zielerreichung mit Hilfe von zuvor festgelegten Kriterien zu messen.

Gemeinsames Ziel aller an der Behandlung Beteiligten soll z. B. ein komplikationsloser Ablauf des Behandlungsgeschehens mit maximalem Nutzen für die Gesundheit des Patienten sein. Für die einzelnen Berufsgruppen lassen sich diese Kriterien genauer konkretisieren und sollen die jeweiligen täglichen Aktivitäten bestimmen. So steht möglicherweise für die Pflege primär die weitestgehende Selbstständigkeit des Patienten im Vordergrund. Für den Arzt hingegen ist das Erreichen einer maximalen Funktionalität nach einer operativen Versorgung vorrangig. In einen klinischen Behandlungspfad können Messinstrumente integriert werden, mit denen zu definierten Zeitpunkten im Behandlungsablauf, der Stand der Zielerreichung erfasst wird – z. B. Scores (siehe 6.2.5).

Ziele können sich jedoch nicht nur auf patientenbezogene Behandlungsergebnisse erstrecken, sondern auch organisatorische Aspekte umfassen (z. B. die Einbeziehung des Sozialdienstes am Aufnahmetag, Einhaltung von Terminen für Diagnostik/Operationen usw.). Damit erhält das Krankenhaus Informationen über die Qualität seiner Prozesse. So können Abweichungen vom Behandlungspfad Hinweise auf organisatorische Mängel liefern (siehe hierzu 6.2.6).

6.2.5 Scorebeurteilungen

Zur Beurteilung, wie gut das erzielte Behandlungsergebnis nun eigentlich ist, bieten sich Score-Betrachtungen im zeitlichen Verlauf zu den Zeitpunkten der Aufnahme, der Entlassung sowie der Nachkontrolle an. Die Auswahl der Scores richtet sich nach dem jeweiligen Krankheitsbild – Hinweise

Barthel Index	Punkte unter Hilfe	Punkte selbstständig
1. Feeding (Essen, Schneiden = Hilfe)	5	10
2. Moving from wheelchair to bed and return (Transfer Bett/Rollstuhl)	5–10	15
3. Personal toilet (Gesichts- und Mundpflege, Haare kämmen)	0	5
4. Getting on and off toilet (Toilette – Umgang mit Kleidung, säubern und spülen)	5	10
5. Bathing self (Körperpflege – baden, duschen, Waschbecken)	0	5
6. Walking on level surface or if unable to walk, propel wheelchair (Gehen auf ebenem Gelände oder Rollstuhl fahren)	10 (Rollstuhl: 0)	15 (Rollstuhl: 5)
7. Ascend and decend stairs (Treppensteigen)	5	10
8. Dressing (Anziehen, incl. Schuhe)	5	10
9. Controlling bowels (Darmkontrolle)	5	10
10. Controlling bladder (Blasenkontrolle)	5	10

Abb. 6.5: Original Barthel-Index (mod. nach Hasemann, 2002)

für die Auswahl der Scores kann man u. a. in den Leitlinien der Fachgesellschaften finden. Einer der wohl bekanntesten Scores ist der Barthel-Index (vgl. Abb.6.5), um zu festgelegten Zeitpunkten eine quantitative Aussage über die Unabhängigkeit eines Patienten zu machen. So ist ein Patient mit einem Barthel-Index von 100 kontinent, kann selbstständig essen und sich an- und ausziehen, alleine aus dem Bett gehen, vom Stuhl aufstehen, sich selbstständig baden, mindestens alleine um den Häuserblock gehen und Treppen steigen (vgl. Mahoney/Barthel, 1965).

Während es sich beim Barthel-Index um einen hauptsächlich von der Pflege verwendeten Score handelt, kann der international gebräuchliche IPSS ärztlicherseits zur Messung des Therapieerfolg einer medikamentösen oder operativen Behandlung bei Miktionsbeschwerden infolge einer subvesikalen Obstruktion eingesetzt werden (vgl. Abb. 6.6).

6.2.6 Abweichungskriterien/Varianzen

Unter Varianzen versteht man Ereignisse im Behandlungsverlauf, die zu einem Abweichen vom eingeschlagenen/vorgesehenen Behandlungspfad führen. Der Grund für ein Abweichen sollte in einer zuvor festgelegten Weise dokumentiert werden. Wo sinnvoll und zweckmäßig, sollte das weitere Vorgehen (z. B. eingeleitete Maßnahmen) beschrieben werden. Die theoretisch denkbaren Möglichkeiten, die zu einem Abweichen vom eingeschlagenen Clinical Pathway führen, können vielfältig sein. Mögliche Kategorien sind:

I. Auf den Patienten bezogene Abweichungskriterien:
- Mangelnde Compliance (Patient verhält sich nicht kooperativ, nimmt Medikation nicht, zu früh oder zu spät mobilisiert, weigert sich das Krankenhaus zu verlassen)
- Behandlungsabbruch (Therapie schlägt nicht an, Patient bricht Behandlung ab, Patient verstirbt)
- Bestehende Begleiterkrankungen (Verlegung in andere Bereiche, z. B. Intensivstation, Verschlechterung)
- Neuhinzukommende Erkrankungen (Komplikationen wie Infektionen, Wundheilungsstörungen, auch hier Zusatzdiagnostik und -therapie mit evtl. Verlegung in andere Bereiche, z. B. Intensivstation)

II. Auf das soziale Umfeld bezogene Abweichungskriterien:
- Behandlungsabbruch (Angehörige beenden den Aufenthalt)

6.2 Weitere Bestandteile eines Clinical Pathways

Alle Angaben beziehen sich auf die letzten vier Wochen	Niemals	seltener als in einem von fünf Fällen (< 20 %)	seltener als in der Hälfte aller Fälle	ungefähr in der Hälfte aller Fälle (ca. 50 %)	in mehr als der Hälfte aller Fälle	fast immer
Wie oft hatten Sie das Gefühl, dass Ihre Blase nach dem Wasserlassen nicht ganz entleert war?	0	1	2	3	4	5
Wie oft mussten Sie innerhalb von 2 Stunden ein zweites Mal Wasser lassen?	0	1	2	3	4	5
Wie oft mussten Sie beim Wasserlassen mehrmals aufhören und wieder neu beginnen?	0	1	2	3	4	5
Wie oft hatten Sie Schwierigkeiten, das Wasserlassen hinauszuzögern?	0	1	2	3	4	5
Wie oft hatten Sie einen schwachen Harnstrahl?	0	1	2	3	4	5
Wie oft mussten Sie pressen oder sich anstrengen, um mit dem Wasserlassen zu beginnen?	0	1	2	3	4	5
Wie oft stehen Sie nachts auf, um Wasser zu lassen?	Niemals	einmal	zweimal	dreimal	viermal	fünfmal oder mehr
Gesamt- IPSS Score=						

Lebensqualitätsindex	Ausgezeichnet	zufrieden	überwiegend zufrieden	gemischt, teils zufrieden teils unzufrieden	überwiegend unzufrieden	unglücklich	sehr schlecht
Wie würden Sie sich fühlen, wenn sich Ihre jetzigen Symptome beim Wasserlassen in Ihrem weiteren Leben nicht mehr ändern würden?	0	1	2	3	4	5	6

Abb. 6.6: IPPS =Internationaler Prostata-Symptomen-Score (DGU 1999): milde (0–7), mittlere (8–19) und schwere Symptomatik (20–35)

- Aufenthaltsverzögerung (Angehörige halten Absprachen nicht ein)
- aus nicht von der Klinik verschuldeten Gründen ist eine Verlegung u. a. in eine rehabilitative oder pflegerische oder weiterversorgende Einrichtung nicht fristgerecht möglich

III. Auf das Krankenhaus bezogene Abweichungskriterien:
- z. B. OP muss abgesagt/verschoben werden
- lange Wartezeit für diagnostische/therapeutische Dienstleistungen, auch Konsultationstermine
- verspätete oder fehlende Organisation für den Patientenverbleib nach Entlassung
- inadäquate Patientenentlassung, trotz dem Vorliegen aller Gegebenheiten wurde der Pathway nicht konsequent umgesetzt

In der Regel äußert sich das Abweichen vom eingeschlagenen Pathway in einer Veränderung der geplanten Verweildauer. Diese kann nun freilich in beide Richtungen gehen. So ist neben der meist folgenden Verweildauerverlängerung (Auftreten von Komplikationen) grundsätzlich auch eine Verweildauerverkürzung (Therapieabbruch) möglich. Die Analyse der aufgetretenen Abweichungen vom Patientenpfad liefert wichtige Hinweise zur Verbesserung des Pfades hinsichtlich medizinischer, organisatorischer oder patientenbezogener Ergebnisse. Insbesondere die Betrachtung der auf das Krankenhaus bezogenen Kriterien liefert hier Möglichkeiten für organisatorische Optimierung und sollte als Indikator für Qualitätsverbesserungsansätze gesehen werden.

Wie in Kapitel 10 näher ausgeführt, sollte dann im Rahmen eines umfassenden **Pfadcontrollings** – u. a. auf Basis der Analyse der in Kapitel 6.2.6 beschriebenen Abweichungskriterien – die Möglichkeit geschaffen werden, steuernd auf den Pfadablauf bzw. die -entwicklung einzuwirken. Somit kann nicht nur auf den laufenden Einzelfall, sondern auch auf die zukünftige Pfadentwicklung Einfluss genommen werden. Weitere Bestandteile einer umfassenden patientenbezogenen Pfadanalyse können Verweildauer- und Kostenbetrachtungen definierter Pfadschritte sein.

7 Welche Clinical-Pathway-Darstellungsformen gibt es gegenwärtig?

7.1 Einleitung

„Grau ist alle Theorie!"
(Goethe)

... wie uns die tägliche Praxis lehrt!

Bevor wir uns einer hausindividuellen Pathwayentwicklung widmen, werden einige Clinical-Pathway-Formen, wie sie gegenwärtig im Internet und in den Printmedien zu finden sind, näher betrachtet. In Deutschland lässt sich zumindest teilweise ein Trend zugunsten einer auf einer Seite abgebildeten Clinical-Pathway-Darstellung erkennen („One page"). In Australien findet man des öfteren mehrseitige („More-than-one-page") in sich abgeschlossene Dokumentationssysteme. Inwiefern sich hierdurch die gängige Krankenblatt-Dokumentation ersetzten lässt, werden wir in Zusammenhang mit den unterschiedlichen Beispielen aufzeigen. Aber schon an dieser Stelle sei erwähnt, dass die zumeist gut gehüteten und mit hohem Ressourceneinsatz erstellten Pathways, jede nur denkbare Kombination und jeden Ausprägungsgrad der in Kapitel 6 genannten Bestandteile aufweisen können. Neben Darstellungsformen nach dem „One Page"- bzw. „More-than-one-page-Prinzip" wird auf die grundsätzlichen Möglichkeiten einer papier- bzw. softwaregestützten Umsetzung näher eingegangen.

7.2 Papiergestützte Pathways

Jeder Pathway, dessen EDV-technische Umsetzung beabsichtigt wird, sollte zunächst in seinen Grundzügen papiergestützt erprobt werden. Eine erfolgreiche Softwareumsetzung kann nur erfolgen, wenn die Lösung auf dem „Reißbrett" realisierbar ist: Am Anfang steht die papiergestützte Lösung! Auch wenn heute viel von der Etablierung einer elektronische Patientenakte gesprochen wird glauben wir, dass die Papierdokumentation nach wie vor die nächsten Jahre, ja sogar Jahrzehnte, überdauern wird. Die Vorzüge einer papiergestützten C.P.-Dokumentation sind im Folgenden aufgelistet:

- keine Hard- oder Software erforderlich, daher preiswert
- nicht ortsgebunden, daher flexibel überall einsetzbar
- kann von jedem ohne größeren Schulungsaufwand verwendet werden, daher einfach und schnell einzusetzen
- Abänderungen können ohne viel Aufwand vorgenommen werden, daher schnell und flexibel

Die Vorzüge der papiergestützten Dokumentation sind unbestreitbar und überwiegen die daraus entstehenden Nachteile:

- bei zu viel Papier unhandlich
- kein zeitgleicher Gebrauch möglich
- redundante Datenerfassung bei Fortbestand der bisherigen Dokumentationsweise
- evtl. Probleme mit dem Archivsystem
- Auswertungen müssen per Hand erfolgen

Hat man sich für die Lösung auf dem Papierweg entschieden, so muss als nächstes festgelegt werden, welche Art und welcher Umfang der Dokumentation durch den Behandlungspfad abgedeckt werden soll. Ist neben der gängigen Krankenblattdokumentation eine separate Pathwaydokumentation beabsichtigt oder werden beide in einer Kompaktlösung zusammengeführt? Es bietet sich an, diese Frage bereits im Vorfeld eindeutig zu klären (siehe hierzu auch Kap. 6.2.3).

7.3 Softwaregestützte Pathways

Fernziel für viele ist ein in die elektronische Patientenakte integrierter Klinischer Behandlungspfad. Vorzüge einer softwaregestützten Umsetzung sind die Möglichkeit einer Komplexitätsausweitung – von der Übersichtsdarstellung einer Behandlung bis in die Detailbetrachtung (z. B. Laboruntersuchung an einem definierten Tag). So sollen beispielsweise sämtliche in Kapitel 6 aufgeführten Sichtweisen auf Knopfdruck einzeln oder in Kombination miteinander als einfache Prozesskette oder als hochkomplexer mit Checklisten bestückter Gesamtprozess sich darstellen lassen. Eine solche softwaregestützte Darstellung ist folgendermaßen möglich: Ausgehend von einer schematisierten Übersichtsdarstellung können über Drilldown-Funktionen an Schlüsselstellen entsprechend der jeweiligen Sichtweisen beispielsweise ein klinischer Algorithmus, spezifische Checklisten bzw. Kriterienauflistungen aufgerufen werden. Neben der reinen Informationsdarstellung wäre bei

Einbindung in eine elektronische Patientenakte somit die Falldokumentation möglich. Die Vorzüge der softwaregestützten Dokumentation Klinischer Behandlungspfade sind:

- „Oft steckt mehr dahinter" – „Eisgletscherprinzip"
- nicht nur sehr komplex, sondern auch vernetzbar
- Auswertungen einfach und schnell
- schneller Zugriff
- Änderungen und Versionswechsel schnell und für alle verfügbar
- kann von mehreren Personen zeitgleich verwendet werden
- praktikabel und handlich bei entsprechender Ausstattung

In Bezug auf das Kapitel 11, das einen Ausblick in die Zukunft der softwaregestützten Klinischen Behandlungspfade bietet, wird hier auch auf eventuelle Nachteile der softwaregestützten Dokumentation verwiesen:

- zur Pflege und Weiterentwicklung sind spezielle EDV-Kenntnisse erforderlich
- entsprechende Hard- und Software müssen verfügbar sein
- Vernetzung muss gewährleistet sein

7.4 Das „One-Page-Prinzip"

Unter dem „One-Page-Prinzip" wird eine einseitige Behandlungspfaddarstellung verstanden. Ziel ist es, auf einen Blick einen kompakten Pfad-Überblick zu erhalten. Dafür ist erforderlich, dass die jeweiligen Pfadersteller unter der Vielzahl der Sichtweisen und der vielen möglichen Baubestandteile eines Clinical Pathways eine entsprechende Auswahl treffen. Dies erfordert Kompromisse aller an der Pfaderstellung Beteiligten, da gewisse Blickwinkel hierbei in den Vordergrund und andere in den Hintergrund treten müssen. Eine „One-Page-Darstellung" kann lediglich als grobe Orientierungshilfe, für welche Berufsgruppe nun auch immer, dienen.

Vorzüge des „One-Page-Prinzips":

- alles Wichtige auf einen Blick zur schnellen Orientierung
- auf den Punkt gebracht: Wesentliches ist von Unwesentlichem getrennt
- weniger ist oft mehr

Kritisch sind die in diesem Zusammenhang folgenden **Nachteile** zu werten:

7 Welche Clinical-Pathway-Darstellungsformen gibt es gegenwärtig?

- weniger ist oft zu wenig
- lediglich zur Orientierung einzelner, weniger zur umfassenden Dokumentation geeignet
- möglicherweise können nicht alle beteiligten Berufsfelder ausreichend berücksichtigt werden
- zu wenig Details
- lediglich die Spitze des Eisberges, d. h. eine Facette, wird abgebildet

Zur Verdeutlichung folgen nun einige modifizierte Beispiele von Clinical-Pathway-Darstellungen, die nach dem „One-Page-Prinzip" erstellt wurden (vgl. Abb. 7.1 und 7.2). Neben einer papiergestützten ist hierbei grundsätzlich auch immer eine softwaregestützte Umsetzung möglich. Mit Hilfe einer modular aufgebauten Bildschirmdarstellung wird das Krankheitsbild Myokardinfarkt aus dem ärztlichen Blickwinkel betrachtet. Neben informativen Leitlinienhinweisen zur Thematik „Ausschluss Myocardinfarkt" wird auf folgende Bereiche eingegangen:

- Anordnungen
- Diagnosen- und Prozedurenspektrum,
- diagnostische/therapeutische Zielsetzung

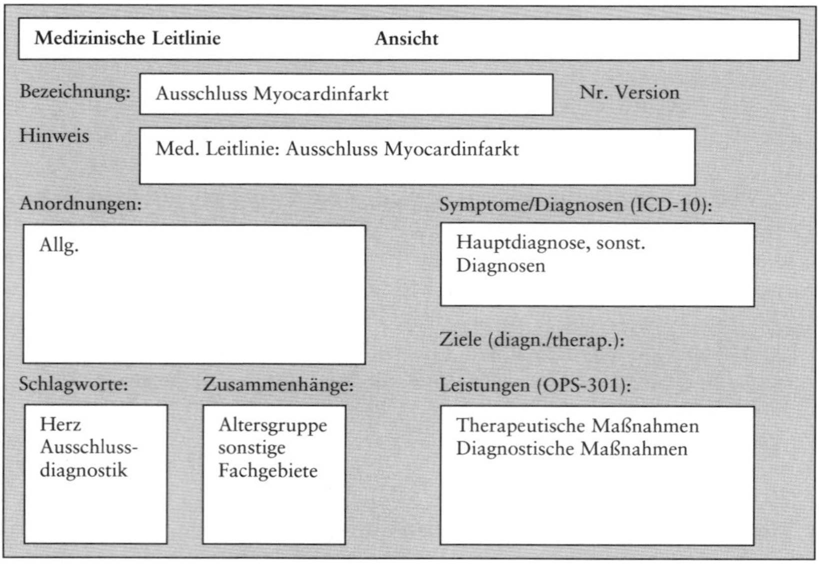

Abb. 7.1: Modifiziertes Beispiel einer „One-Page"-Clinical-Pathwaydarstellung, Myocardinfarkt (Hinz 2002) – *medizinischer Blickwinkel*

7.4 Das „One-Page-Prinzip"

Als eine weitere Lösung für eine einseitige Darstellung eines klinischen Behandlungspfades zeigen wir eine Pathwaylösung für das Krankheitsbild der akuten Pankreatitis. Hierbei liegt der Schwerpunkt u. a. auf den Punkten Definition, klinische Eingruppierung, eine entsprechende Kommunikationskette sowie der jeweiligen Diagnostik und Therapie. Dieses Beispiel zeigt einen Pathway der über die medizinische Betrachtungsweise hinausgehend auch administrative Aspekte umfasst.

Andere auf dem **„One-Page-Only-Prinzip"** beruhende Umsetzungen, wie die erstellte Behandlungsleitlinie für die Pneumonie (vgl. Wuttke, 2002), beinhalten zudem einen Qualitätsentlassungscheck sowie einen Schwere-

Klinischer Behandlungspfad „akute Pankreatitis"	
Erstelldatum am:	verantwortlich für die Erstellung:
Medizinischer Bereich	**Klinisch-organisatorischer Bereich**
Aufnahmeuntersuchung Anamnese Klinisches Bild Labor ... DD ...	⇐ AUFNAHMEPROCEDERE STATIONÄRE ZUORDNUNG ⇩
Sofortdiagnostik ...	Intensivstation, falls Anästhesie informieren Chirurgisches Konsil
Verlaufskontrollen ... ⇐ Weiterführende Diagnostik ...	⇧ KOMMUNIKATIONSWEGE DIAGNOSTIK-REGIME
⇐ Flüssigkeitssubstitution ... Ernährung ...	THERAPIE-REGIME

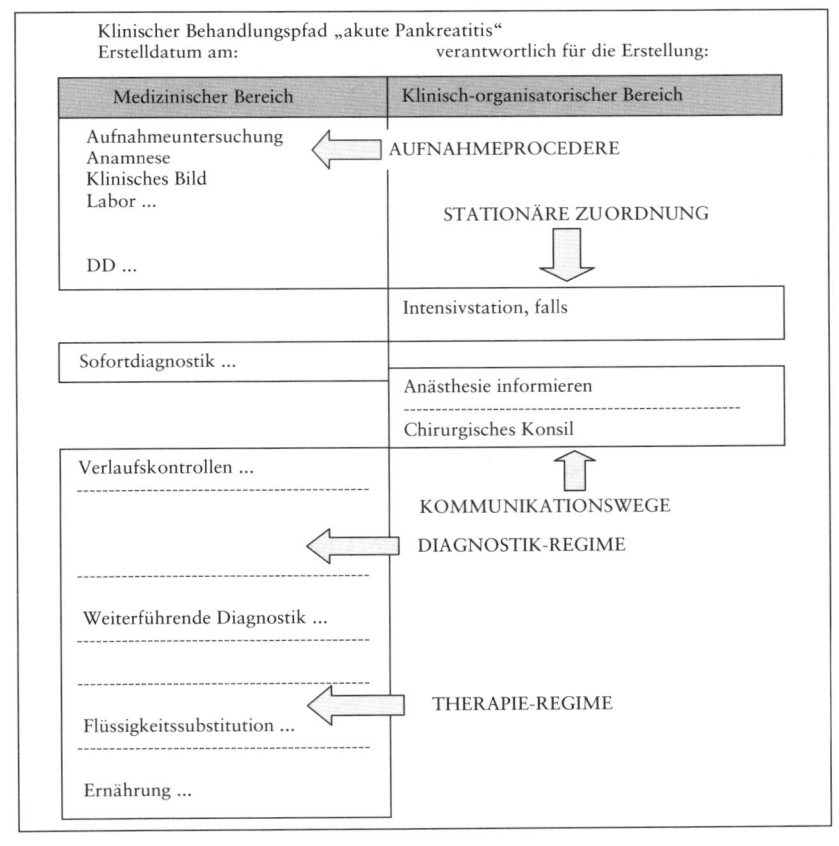

Abb. 7.2: Modifizierte einseitige C.P.-Darstellung für die akute Pankreatitis nach Wolf (2001) – *medizinisch-administrativer Blickwinkel*

7 Welche Clinical-Pathway-Darstellungsformen gibt es gegenwärtig?

grad-Score, eine Dosierungs-, Kostenbetrachtung und den Bezug zur entsprechenden DRG-Zuordnung. Darüber hinaus finden Scores sowie Einschluss-/Ausschlusskriterien ebenso wie die Bestandteile Verweildauer, Kostenzuordnung, und Kode-/DRG-Zuordnung Verwendung.

Je nach Ausprägungsgrad der Informationsvielfalt so gilt auch hier: Weniger ist oft mehr.

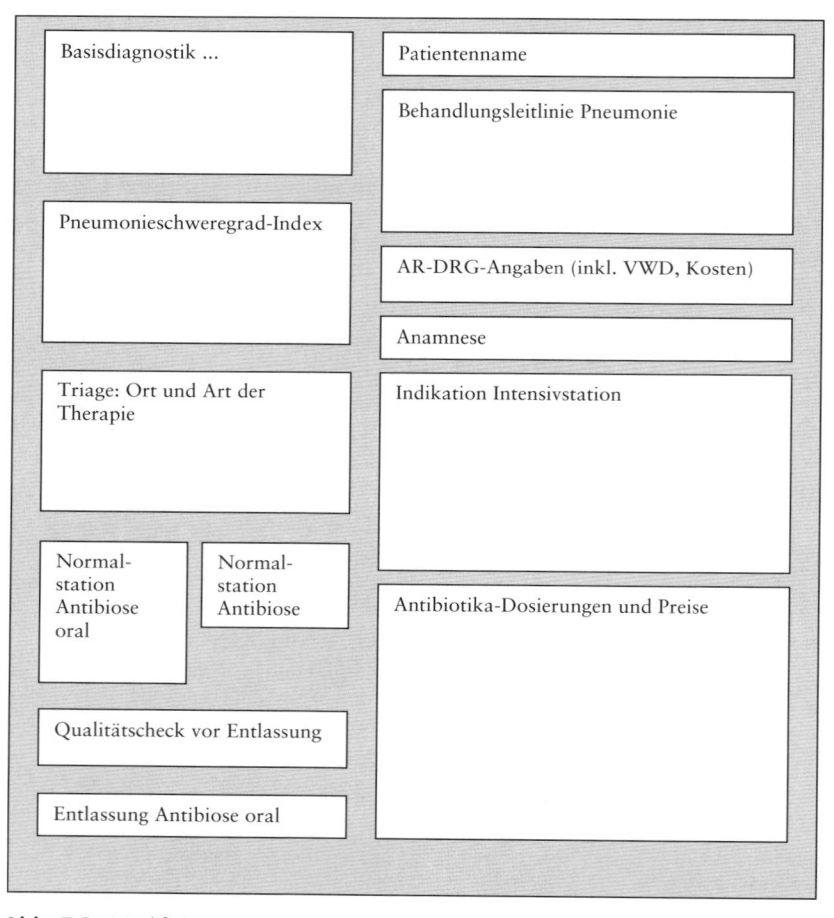

Abb. 7.3: Modifizierte einseitige C.P. Darstellung für das Krankheitsbild der Pneumonie – medizinisch-administrativer-ökonomischer Blickwinkel (Wuttke, 2002, S. 61)

7.5 „More-Than-One-Page-Prinzip"

Entsteht ein Behandlungspfad nach dem „More-Than-One-Page-Prinzip", so sollte er nicht nur als Instrument zur Orientierungs- und Entscheidungsunterstützung, sondern auch als Dokumentationssystem für alle an einer Patientenbehandlung Beteiligten dienen. Ob der Pathway hierbei in die gängige Krankenblattdokumentation integriert oder parallel zu dieser verwendet wird, sollte den Bedürfnissen des jeweiligen Anwenders entsprechen. Gegenwärtig veröffentlichte mehrseitige Pathwaylösungen stellen in der Regel eine in sich geschlossene Dokumentationsform (zusätzlich zur Krankenblattdokumentation) dar. Ein offensichtlicher Nachteil ergibt sich zwangsläufig aus den sich hierdurch ergebenden Dokumentationsredundanzen. Dies dürfte nur schwerlich große Mitarbeiterakzeptanz finden. Einen Überblick über die Vorzüge bzw. die möglichen Nachteile einer in sich geschlossenen mehrseitigen Pathwaydarstellung gegeben die folgenden Übersichten über die Vor- und Nachteile einer mehrseitigen Clinical-Pathway-Darstellung.

Vorzüge einer mehrseitigen Clinical-Pathway-Darstellung:

- für jede Sichtweise ist etwas dabei
- viele Bestandteile können integriert werden
- detaillierte und konkrete Darstellungen sind möglich
- umfassende und vollständige Abbildung eines Behandlungsablaufes

Nachteile einer mehrseitigen Clinical-Pathway-Darstellung:

- Mehraufwand durch Zusatzdokumentation – fehlende Mitarbeiterakzeptanz
- evtl. zu hoher Detaillierungsgrad – erschwerte Anwendung

7.6 Beispiel einer in der Praxis bewährten Clincial-Pathway-Darstellung

Eine mehrseitige patientengestützte C.P.-Umsetzung, die sich seit Jahren in der Praxis bewährt, soll nun an ausgesuchten Beispielen aus dem St Vincent's Hospital in Sydney näher betrachtet werden. Schon auf der Website des St Vincent's-Krankenhauses in Sydney tut sich einem eine wahre Fund-

7 Welche Clinical-Pathway-Darstellungsformen gibt es gegenwärtig?

grube von Pathway-Umsetzungsanregungen auf. Mit entwaffnender Offenheit werden hier gegenwärtig für etwa 30 elektive und nicht elektive Krankheitsbilder die originalen und in der täglichen Praxis eingesetzten Pathways abgebildet. Im Folgenden wird hierzu eine Auswahl an Beispielen der im St Vincent's Hospital verwendeten Clinical Pathways (in Klammer Anzahl der Seiten) aufgezeigt.

Orientierende Pathway-Übersicht (elektiv/akut):
Konservative Behandlungsformen:
- Asthma (12), Pneumonie (9), instabile Angina (11), Myokardinfarkt (12)

Operative Behandlungsformen (eintägig/ mehrtägig):
- Colorectale Tageschirurgie (2), Kniearthroskopie (2), Venenstripping (2), Herzkatheter (6) (diagnostisch/interventinell), Cystoskopie (2), Nierenbiopsie (2)
- Knieendprothese (11), TEP 15 (elektiv/nicht elektiv), koronare Bypass-OP (22), Carotis-Endarterektomie (13), Herzklappen-OP (22), abdominelles Aourtenaneurysma elektiv/akut (19), Thyroidektomie (9), laparoskopische Cholezystektomie (9), cervikale Laminektomie (9), lumbale Laminektomie (10), Hysterektomie (12), Mastektomie (11), radikale Prostatektomie (11), TURP (10)

Für die weiteren Ausführungen bleibt anzumerken, dass diese Clinical Pathways primär als Orientierungshilfe für die krankheitsbildspezifischen Vorgehensweisen zu verstehen sind. Die übliche Krankenblattdokumentation wird durch den „multidisciplinary plan of care" allerdings nicht ersetzt, sondern erfolgt zusätzlich (vgl. Abb. 7.4). Auf die erforderlichen Dokumentationshinweise bei auftretenden Abweichungen wird ebenfalls hingewiesen.

Information regarding documentation of Clinical Pathways:
The Clinical Path is to remain with the patient's observation/medication charts and is to be utilised in conjunction with the ward rounds/case conferences. Always assess whether an intervention is appropriate for individual patient. **The Clinical Path does not take the place of a physician order.**
PROCEDURE: Complete details as required – affix patient bradma, insert date. The Clinical Path is designed as a multidisciplinary plan of care. Therefore, each discipline initials after the intervention has been attended to (ie: if not signed, the action needs review as a variance or attention). If the event is not applicable to the patient, write N/A and initial. **VARIANCE:** Definition: 1) Any event noted on the clinical path

not occurring within the 24 hrs. 2) An event not printed on the clinical path eg: infected cannula site. To note the variance – indicate in the signature column an encircled V, then document on the variance sheet. The clinical path is to be evaluated each shift to ensure variances are addressed. **All health care professionals can write up a variance.** THE VARIANCE SHEET: Ensure patient details are noted on the page as required; document **DATE, DAY of STAY & VARIANCE CODE**, (eg: A3 = Infection). Explanation of Variance Code, Briefly describe the variance eg: infection, delay in drain removal, cancellation of procedure. **Action Taken**, Briefly write the action taken eg; IV cannula removed due to inflammation. **Sign** each **Variance** entry noted, and document variance and evaluation of patient progress and care in progress notes.

Abb. 7.4: Dokumentationshinweise für den Clinical Pathway (auf 1. Seite) (Quelle: St Vincent's Hospital, Sydney)

Auf wenigen Seiten werden bei dieser Pathwayform wesentliche Informationen zur individuellen Pfadabfolge – inkl. der umsetzenden Personen – festgehalten und für spätere Analysen verwendet. Verantwortlich dafür, dass entsprechend dieser Vorgaben verfahren und für den Einzelfall dokumentiert wird, ist ein dafür zuständiger Pathwaykoordinator. Häufig werden diese Funktionen von einer Pflegekraft ausgeübt. An dieser Stelle möchten wir uns herzlich bei Chris Conn für die freundliche Unterstützung und Überlassung der folgenden Pathwayauszüge aus dem St Vincent's Hospital bedanken. Alle beschriebenen Behandlungspfade, ob nun für eine operative oder konservative Behandlungsform, einen elektiven oder einen weniger planmäßigen oder einen eintägigen bzw. mehrtägigen Aufenthalt, folgen einer einheitlichen Aufbausystematik. Diese modulare Bauweise, ähnlich einem Baukastenprinzip, bietet einen hohen Wiedererkennungswert für die Mitarbeiter und ermöglicht somit eine schnelle Einarbeitung und dadurch täglichen Einsatz. Weitere Vorzüge liegen in der zügigen Erstellung, Überarbeitung und Auswertung der Pfade. Zum besseren Verständnis möchten wir im Folgenden die allgemeine Grundstruktur des Pathwayaufbaus näher betrachten.

7.6.1 Grundstruktur des Pathwayaufbaus

Beispielhaft soll nun an einem operativen Behandlungspfad für das Krankheitsbild der radikalen Prostatektomie die standardisierte Grundstruktur des Pathwayaufbaus des St Vincent's Hospitals näher betrachtet werden.

7 Welche Clinical-Pathway-Darstellungsformen gibt es gegenwärtig?

Die Pathwaygestaltung beginnt jeweils mit dem Aufnahmetag, der von einer krankheitsindividuellen Behandlungszeitspanne gefolgt wird und schließlich mit dem Entlasstag endet.

7.6.2 Aufnahmetag

Grundstruktur des Pathwayaufbaus am Aufnahmetag
1. Seite
   - Patientenprofil/Sozialstatus, Anamnese bestehender Probleme/durchgeführte Untersuchungen
   - Stationsorganisation
   - Entlassungsplanung
2. Seite
   - Sozialanamnese, inkl. häuslicher Versorgung
   - Einbindung weiterer Berufsgruppen (Sozialdienst, Ernährungsberatung, Physiotherapie...)
3. Seite
   - Pflegeanamnese inkl. Organstatus – Kontinenzstatus – Ernährungsstatus – Mobilitätsstatus – Hautstatus
   - Score für Ernährungsstatus und Sturzgefährdung inkl. Präventionsprogramm

```
Patient Profile                              Date of Surgery   /   /
Lives with _____ Person for Notification _____
Relationship _____ Phone _____
Interpreter required Yes (type) ☐ _____ No ☐  Pastoral Care  Yes ☐  No ☐
Medications taken at Home (please list) _____

Medications brought into Hospital   Yes ☐   No ☐
Medications sent Home   Yes ☐   No ☐
Other Associated Problems/Co-existing morbidities _____

Allergies:
Drugs: _____ Food: _____ Other: _____
```

Abb. 7.5: Grundstruktur 1. Seite, Patientenprofil (Quelle: St Vincent's Hospital, Sydney)

7.6 Beispiel einer in der Praxis bewährten Clincial-Pathway-Darstellung

Orientation to Ward:

☐ Introduction to other patients ☐ Nurse uniform explanation ☐ Buzzer
☐ Telephone ☐ Visiting hours ☐ Toilet/Bathroom
☐ Sitting Room ☐ No smoking ☐ Meal Times

Valuables

☐ Sent home ☐ Hospital Safe ☐ Other

Abb. 7.6: Grundstruktur 1. Seite, Stationsorganisation (Quelle: St Vincent's Hospital, Sydney)

Für den Aufnahmetag stehen, mit der Ausnahme von zweiseitigen taageschirurgischen Fällen, jeweils 3 Dokumentationsseiten zur Verfügung. Auf der *ersten Seite* können orientierende Informationen zum Patientenprofil/ der Sozialanamnese, zur Stationsorganisation bzw. dem -ablauf sowie der Entlassungsplanung dokumentiert werden. Die Abbildungen 7.5, 7.6 und 7.7 geben hierzu einen Eindruck.

Die Angaben für das Patientenprofil umfassen u. a. Hinweise zur Sozialanamnese, sowie dem Medikations- und Allergiestatus. Darüber hinaus findet sich u. a. die Möglichkeit, krankheitsbezogene Probleme inkl. Risikofaktoren sowie durchgeführte diagnostische Untersuchungsbefunde zu dokumentieren. Nachdem im Anschluss daran überprüft wird, dass der Patient über die allgemeinen Stationsabläufe informiert ist, erfolgen bereits am Aufnahmetag mit Festlegen eines Entlasstages die ersten Schritte zur Entlassungsplanung. Zum Zeitpunkt der Entlassung wird dann zur Entlassungscheckliste zurückgekehrt (vgl. Abb. 7.7)

Auf der *zweiten Seite* folgen dann teilweise als Checklistenvorgabe angelegte Dokumentationsmöglichkeiten zur Erhebung der Sozialanamnese. Darüber hinaus kann festgehalten werden, welche spezifischen Berufsgruppen bzw. welche Vertreter in den Prozess miteingebunden sind. Diese, zum Teil bereits zu Beginn des Behandlungsprozesses zu involvierenden Berufsgruppen umfassen u. a. Mitarbeiter aus den Bereichen Sozialdienst, Physiotherapie, Ergotherapie, Logopädie sowie auch der Medikamentenschulung. *Seite 3* ist zur Dokumentation der Pflegeanamnese vorgesehen. Zur Verwendung kommen hier u. a. eine Körpervorder- und Rückseitenabbildung inkl. „Prosacheckliste" (mehrere Alternativen stehen hintereinander zum Markieren zur Auswahl), sowie Abfragepunkte wie Inkontinenz, Ernährungsstatus, Mobilität und aufgetretene/ bestehende Hautläsionen (vgl. Abb. 7.8).

7 Welche Clinical-Pathway-Darstellungsformen gibt es gegenwärtig?

Discharge Checklist

Destination on Discharge _____

Social Worker Yes ☐ No ☐   Occupational Therapist Yes ☐ No ☐

Community care necessary Yes ☐ No ☐   Community Care Nursing Yes ☐ No ☐

Escort required ☐ Not required ☐ Arranged ☐ Name: _____

Means of Transport:

Private car ☐ Taxi ☐   Ambulance ☐ Hospital Transport ☐

Aeroplane ☐ Booking made for Return Flight ☐ Other: _____

	Yes	N/A	Comment
IPTAAS	☐	☐	
Referral Letter to GP	☐	☐	
Medical Certificate	☐	☐	
Discharge Medications: Ordered	☐	☐	
Obtained	☐	☐	
Explained	☐	☐	
Valuables returned to patient	☐	☐	
Clothing returned to patient	☐	☐	
Private Xrays returned to patient	☐	☐	
Follow-up appointments made	☐	☐	
Location of appointments explained	☐	☐	
Continuing problems on discharge	☐	☐	
Patient's own medications returned	☐	☐	

Discharge nurse _____ Date Discharge: __/__/__
Please print name, designation

Information regarding documentation of Clinical Pathways:
The Clinical Path is to remain with the patient's observation/medication charts and is to be utilised in conjunction with the ward rounds/case conferences. Always assess whether an intervention is appropriate for individual patient. **The Clinical Path does not take the place of a physician order.**
PROCEDURE: Complete details as required – affix patient bradma, insert date. The Clinical Path is designed as a multidisciplinary plan of care. Therefore, each discipline initials after the intervention has been attended to (ie: if not signed, the action needs review as a variance or attention). If the event is not applicable to the patient, write N/A and initial.
VARIANCE: Definition: 1) Any event noted on the clinical path not occurring within the 24 hrs. 2) An event not printed on the clinical path eg: infected cannula site. To note the variance – indicate in the signature column an encircled V, then document on the variance sheet. The clinical path is to be evaluated each shift to ensure variances are addressed. **All health care professionals can write up a variance. THE VARIANCE SHEET:** Ensure patient details are noted on the page as required; document **DATE, DAY of STAY & VARIANCE CODE**, (eg: A3 = Infection). **Explanation of Variance Code,** Briefly describe the variance eg: infection, delay in drain removal, cancellation of procedure. **Action Taken,** Briefly write the action taken eg; IV cannula removed due to inflammation. **Sign** each **Variance** entry noted, and document variance and evaluation of patient progress and care in progress notes.

Abb. 7.7: Grundstruktur 1. Seite, Entlassungsplanung (Quelle: St Vincent's Hospital, Sydney)

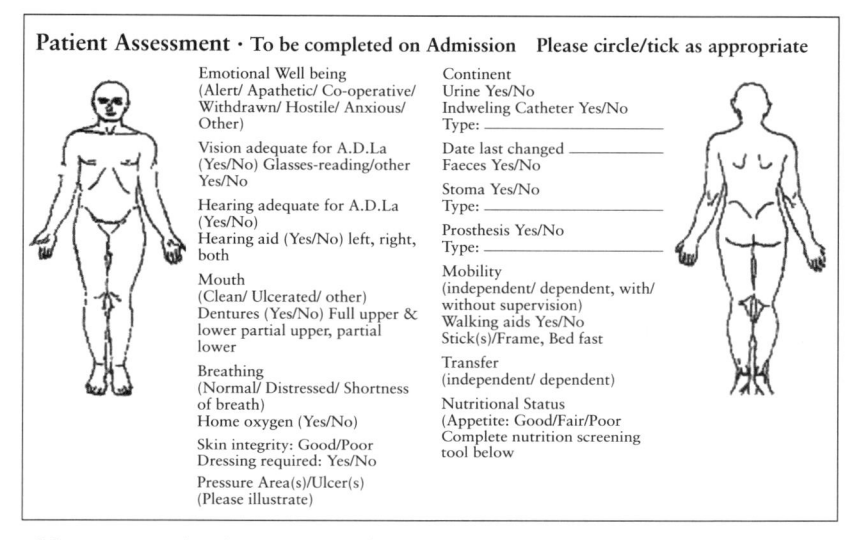

7.6 Beispiel einer in der Praxis bewährten Clincial-Pathway-Darstellung

Patient Assessment · To be completed on Admission   Please circle/tick as appropriate

Emotional Well being (Alert/ Apathetic/ Co-operative/ Withdrawn/ Hostile/ Anxious/ Other)	Continent Urine Yes/No Indweling Catheter Yes/No Type: _____
Vision adequate for A.D.La (Yes/No) Glasses-reading/other Yes/No	Date last changed _____ Faeces Yes/No Stoma Yes/No Type: _____
Hearing adequate for A.D.La (Yes/No) Hearing aid (Yes/No) left, right, both	Prosthesis Yes/No Type: _____
Mouth (Clean/ Ulcerated/ other) Dentures (Yes/No) Full upper & lower partial upper, partial lower	Mobility (independent/ dependent, with/ without supervision) Walking aids Yes/No Stick(s)/Frame, Bed fast
Breathing (Normal/ Distressed/ Shortness of breath) Home oxygen (Yes/No)	Transfer (independent/ dependent) Nutritional Status (Appetite: Good/Fair/Poor Complete nutrition screening tool below
Skin integrity: Good/Poor Dressing required: Yes/No	
Pressure Area(s)/Ulcer(s) (Please illustrate)	

Abb. 7.8: Grundstruktur 3. Seite, Pflegeanamnese (Quelle: St Vincent's Hospital, Sydney)

Außerdem kommen ein standardisierter Ernährungsscreeningscore (vgl. Abb. 7.9) sowie ein Screeningtool zum Einsatz, das eine mögliche Sturzgefährdungseinschätzung (vgl. Abb. 7.10) unterstützt.

Anhand von Kriterien wie Alter, mentaler/sensorischer Status, der gegenwärtigen Medikation, der Ausscheidung sowie der Mobilität wird dann, sobald eine gewisser Scoregrad erreicht wurde, ein festgelegtes Präventions-

Nutrition Screening tool	Answer	Score
Question A: Has the patient lost weight recently without trying?	Yes – Got to Q. B No – Got to Q. C Unsure – Go to Q. C	0 0 2
Question B: How much weight (kgs) has the patient lost?	0,5–5,0 5,1–10,0 10,1–15,0 greater then 15,1 unsure	1 2 3 4 2
Question C: Has the patient been eating poorly because of decreased appetitie?	No Yes	1 2
	Total Score	

Abb. 7.9: Grundstruktur 3. Seite, Ernährungsscreeningscore (Quelle: St Vincent's Hospital, Sydney)

7 Welche Clinical-Pathway-Darstellungsformen gibt es gegenwärtig?

Falls Assessment Tool		
On Admission: Score patient according to criteria. If total score > 3 implement protocol and re-evaluate PRN		
Activity		Score
Mobility	Ambulate indepedently Uses assistive devices Requires assistance to ambulate Unable ambulate or transfer	0 1 1 1
Elimination	Independent with elimination History of nocturia/incontinence Requires assisstance with elimination	0 1 1
Medications	No high risk medications Antihypertensives/aperients/diuretics Antiparkinsonian/psychotropics	0 1
Sensory Status	Nil sensory deficits Visual, audio, sensory dencil	0 1
Mental status	Alerts & oriented Periodic/Notice confusion History of confusion	0 1 1
Age	18–75 75+	0 1
	Total	
If patient scores 3 or more on assessment tool, implement the following protocol: 1. High risk fall notice above bed; 2. Bed lowered, esp. nocle, bed brakes on, bed rates elevated; 3. locate close to toilet and/or nurses station appropriately; 4. Nurse call button within reach and use understood; 5. Appropriate footwear; 6. Toileting regime 4/24 and prior to setting; 7. Area clear of hazards; 8. Nightsights on where available; 9. Side table/belongings within reach		

Abb. 7.10: Grundstruktur 3. Seite, Sturzgefährdungsscore (Quelle: St Vincent's Hospital, Sydney)

programm angestoßen. Dieses reicht über vermehrte Hilfestellungen, wie Licht brennen lassen und Stolperhindernisse aus dem Weg räumen bis hin zu einem angepasstem Betteneinstieg.

7.6.3 Therapie- und Behandlungstage

Der Pathwayablauf, d.h. *Seite 4* folgend, ist eng an das jeweils betrachtete Krankheitsbild gekoppelt, wie sich dies beispielsweise in der zum Aufnahmezeitpunkt bestehenden Dyspnoeschweregradeinstufung beim Asthma

7.6 Beispiel einer in der Praxis bewährten Clincial-Pathway-Darstellung

Date		/ /	Initials AM PM ND	/ /	Initials AM PM ND
	Admission/Surgery			Day 1 Post Op	
		RP 2.1 Patient is admitted on day of surgery RP 2.2 Patient haemodynamically stable RP 2.3 Indwelling catheter remains patient RP 2.4 Patients pain score is 3 or less		RP 3.1 Patient haemodynamically stable RP 3.2 Indwelling catheter remains patient RP 3.3 Patients pain score is 3 or less RP 3.4 Patients bowel sounds present	
Assessments	Pre-operative check list Post op Vital signs 1/24 x 4, then 4/24 if stable PCA observations as per protocol			QID temperature, pulse, BP PCA observations as per protocol	
Physiotherapy	Deep breathing & coughing exercises Lower limb exercises post op			Deep breathing & coughing exercises Lower limb exercises	
Mental health	Orientated ☐ Alert ☐ Confused ☐ Apathetic ☐ Other Falls assessment score: Action taken			Orientated ☐ Alert ☐ Confused ☐ Apathetic ☐ Other	
Activity	Escort to operating rooms Bed rest TED stockings as indicated Post-op sponge & mouth care Falls assessment score: Action taken			Bed rest Sponge in bed TED stockings as indicated Falls assessment score: Action taken	
Diet	NBM with Ice to suck			Free fluids (post team review)	
IV Therapy	Fluid balance chart IV Access Types(s) ___ Date inserted: ___ Site(s) ___ Check IV site Line change due: ___			Fluid balance chart IV Fluids IV Access Types(s) ___ Date inserted: ___ Site(s) ___ Check IV site Line change due: ___	
Output	Bowel activity Urine output-IDC 1/24 measures Redivac/ JP drainage 1/24 measures			Bowel sounds Yes ☐ No ☐ Urine output 1/24 measures Redivac drainage 1/24 measures	

Abb. 7.11: Grundstruktur S. 4 folgend, Behandlungstage (Quelle: St Vincent's Hospital, Sydney)

Pathway wiederspiegelt. Je Seite wird für jeweils zwei Tage eine interprofessionelle Checkliste mit den To-Dos bzw. den Zielsetzungen der einzelnen in den Behandlungsprozess beteiligten Berufsgruppen dargestellt. Auch hier wird durch Handzeichen die Pfadumsetzung verfolgt (vgl. Abb. 7.11).

Folglich wird stetig darüber Buch geführt, inwiefern die Zielvorgaben hinsichtlich Output, Outcome, Mobilität, Ernährung, Körperpflege und Hautstatus im Tagesverlauf (Früh-, Tag-, Nachtschicht) umgesetzt werden. Allen interprofessionellen Checklisten an dieser Stelle ist grundsätzlich gemeinsam, dass sie am Aufnahmetag beginnen und mit dem jeweiligen Entlassungstag enden. Lediglich für operative C.P.s kann der Startpunkt bereits mit der vorstationären Phase (Poliklinik oder Ambulanz) beginnen, wobei sich eine präoperative sowie postoperative Betrachtung anschließen. Gerade in solchen Fällen zeigen sich die Spezifika der einzelnen C.P.s am deutlichsten. Hiermit lässt sich die teilweise doch recht unterschiedliche Länge von 2 bis 22 Seiten der ansonsten standardisierten C.P.s, erklären.

Liste interprofessioneller Checklistenkriterien:
- Zielvorgaben (Outcomes)
- Bewertungen (z. B. Visiten)
- Mobilität
- Ernährung
- Körperpflege
- Hautstatus
- Konsildienste
- Medikation
- Diagnostische Untersuchungen
- Behandlungsmaßnahmen
- Schulungsmaßnahmen
- Entlassungsplanung
- Sonstiges, wie bspw. Wundkontrolle (postop.), Patientenschulungsmaßnamen (bei Asthmaerkrankung mit entsprechendem Scoring für Pealflow, Luftvernebler etc. und sich z. B. daraus ergebenden Krisenmanagementplänen)

Der Abschluss der C.P.s aus dem St Vincent's Hospital ist für alle dargestellten Pathwaylösungen dann wieder standardisiert. Ziel ist es u. a. auftretende Abweichungskriterien, die in der Regel zu einer Verweildauerveränderung führen sowie die sich daraus ergebenden Maßnahmen – den so genannten Actionplan – zu dokumentieren. Für die entsprechend zu dokumentierenden Abweichungskriterien wurde ein alphanumerischer Kode entwickelt (vgl. Abb. 7.12 und 7.13).

7.6 Beispiel einer in der Praxis bewährten Clincial-Pathway-Darstellung

AIM:	To identify those factors which affect Lenght of Stay.				
Instructions: Enter the variance Code from the table below, eg: if there is a variance noted in the patient's clinical pathway due to transport availability enter D1					
Date	Day of stay	Variance code	Explanation of variance code	Action taken	Signed

Abb. 7.12: Dokumentation von Abweichungen (Quelle: St Vincent's Hospital, Sydney)

Variance Source Code			
A. Patient	**B. Clinical**	**C. Hospital**	**D. Community/Family**
1. Pressure Area 2. Post op/procedure complication 3. Infection 4. Co-existing morbidities 5. Mobilisation – early 6. Mobilisation – late 7. Delay in drain removal 8. Delay in suture/clips removal 9. Delay in IV removal 10. Unplanned return to OR/ITU/ACCA/ACCU 11. Non-compliance with treatment 12. Other 13. Taken off pathway	1. Delay in medical consultation 2. Delay in allied health consultation 3. Delay in consultation due to ADO/PH/Weekend 4. Inadequate discharge planning 5. Non attendance at pre-admission clinic 6. Other 7. Day of surgery admission	1. Delay in test results 2. Delay in OR/procedure 3. Cancellation of procedure 4. Delay in pt transfer to ward 5. Other	1. Delay in availability of transport 2. Delay in availability of rehabilitation bed 3. Delay in availability of nursing home bed 4. Delay in availability of private hospital bed 5. Delay in availability of home care/community support/family support 6. Early availability of discharge option 7. Other

Abb. 7.13: Kodierungen für Abweichungen (Quelle: St Vincent's Hospital, Sydney)

Zuvor folgen i.d.R. noch Einschätzungskalen für Druckläsionen – Bradenscore – und die Schmerzempfindung – Visual Analogue Scale (VAS)/Pain Assessment Scale – (vgl. Abb. 7.14 und 7.15).

Visual Analogue Scale (VAS)
Show patient VAS (4–6 hourly) and ask patient to indicate the number that corresponds to their level of pain at that time. Record the number on the appropriate section of Clinical Pathway
Pain Assessment Scale
0   1   2   3   4   5   6   7   8   9   10
No pain   Worst pain

Abb. 7.14: Schmerzskala (Quelle: St Vincent's Hospital, Sydney)

7 Welche Clinical-Pathway-Darstellungsformen gibt es gegenwärtig?

Braden Pressure Ulcer Risk Management				
Sensory Perception Ability to respond meaningfully to pressure related discomfort	1. Completely limited	2. Very limited	3. Slightly limited	4. No impairment
Moisture Degree to which skin is exposed to moisture	1. Constantly moist	2. Very moist	3. Occasionally moist	4. Rarely moist
Activity Degree of physical activity	1. Bedfast	2. Chairfast	3. Walks occasionally	4. Walks frequently
Mobility Ability to change and control body position	1. Completely immobile	2. Very limited	3. Slightly limited	4. No limitations
Nutrition Usual food intake pattern	1. Very poor	2. Probably inadequate	3. Adequate	4. Excellent
Friction and Shear	1. Problem	2. Potential Problem	3. No Apparent Problem	
Note: Patients with a total score of 16 or less are considered to be at risk of developing pressure ulcers (15 or 16 = low risk; 13 or 14 = moderate risk; 12 or less = high risk)				

Abb. 7.15: Bradenskala (Quelle: St Vincent's Hospital, Sydney)

An dieser Stelle sind die Gestaltungsmerkmale des Pathwayabschlusses noch einmal zusammengefasst:

- Abweichungskriterien incl. Maßnahmen
- Bradenskala zur Orientierung
- Schmerzskala

Im nächsten Kapitel wird dargestellt, wie ein krankenhausspezifischer Standard für einen klinischen Behandlungspfad erarbeitet werden kann.

8 Wie erhält man einen Clinical-Pathway-Standard?

8.1 Der 4-stufige Clinical-Pathway-Zyklus

Die Festlegung eines Clinical-Pathway-Standards im Sinne einer Mastervorlage, an der sich die Behandlungspfade der Abteilungen einer Einrichtung in Form und Inhalt orientieren, ist dringend erforderlich. Vor Entwicklung einer solchen Vorlage sollte die Führungsebene Antworten auf die folgenden Fragen geben:

- Was ist unter einem Clinical Pathway zu verstehen und was bedeutet dies für uns? (Kapitel 2)
- Weshalb benötigen wir Clinical Pathways? (Kapitel 3)
- Welche Voraussetzungen müssen wir zur Entwicklung und Einführung schaffen? (Kapitel 5)
- Aus welchen Bestandteilen kann sich ein Behandlungspfad zusammensetzen? (Kapitel 6)
- Welche Darstellungsformen gibt es? (Kapitel 7)
- Wie soll unsere Clinical-Pathway-Lösung aussehen? (Kapitel 8)
- Wie soll diese Lösung entwickelt, umgesetzt und weiterentwickelt werden? (Kapitel 9 bis 11)
- Welche Chancen bzw. Risiken ergeben sich aus unserer Pathwaylösung? (Kapitel 12)

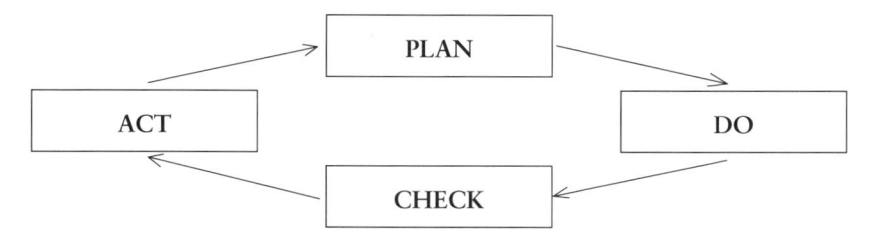

```
          PLAN
      ↗         ↘
ACT                DO
      ↖         ↙
          CHECK
```

Abb. 8.1: Deming-Zyklus (zurückgehend auf W. Edwards Deming)

8 Wie erhält man einen Clinical-Pathway-Standard?

Eine erfolgreiche Pfadentwicklung erfordert eine geeignete zentrale wie auch dezentrale Projektstruktur mit entsprechenden Verantwortlichkeiten. Sowohl für die Entwicklung des Pathwaystandards als auch für die Erstellung der abteilungsbezogenen Behandlungspfade empfiehlt sich die Anwendung des 4-stufigen Entwicklungszyklus, der sich an dem bekannten Deming-Zyklus orientiert (vgl. Abb. 8.1).

Die folgenden Ausführungen sollen lediglich als orientierende Empfehlungen verstanden werden. Insbesondere die zeitlichen Angaben müssen unter den Gesichtspunkten von Sinn und Zweckmäßigkeit den Bedürfnissen vor Ort angepasst werden.

PLAN: Entwicklung

1. Beschlussfassung der Leitung
2. Auswahl eines geeigneten Krankheitsbildes, sowie eines geeigneten Pathwayformates
3. Interprofessionelle Teambildung (ZIP-/DIP-Team) und benennen einer verantwortlichen Teamleitung
4. Regelmäßige Arbeitstreffen mit klaren Zeitplan- und Zielvorgaben
5. Recherche in Literatur (Leitlinien, Algorithmen, Standards) und den Krankenakten (Papier oder elektronisch)
6. Ist-Analyse (Beschreibung administrativer und medizinischer Prozessabläufe, Checklisten, gegenwärtige Dokumentationsformen) mit Hilfe der Krankenakten
7. Sollkonzepterstellung, unterstützt durch Literaturrecherche (Standardisieren und Optimieren von Prozessabläufen, interdisziplinäre Dokumentation, Checklistenüberarbeitung, Papier vor EDV)
8. Pathwayerstellung

DO: Implementierung

9. Voraussetzungen für eine erfolgreiche Implementierung schaffen (Mitarbeiterakzeptanz durch Miteinbeziehen, Offenheit gegenüber Verbesserungsvorschlägen)
10. Umsetzungsschritte im Einzelnen (Schulung, Kommunikation)
11. Probeläufe/Pilotprojekte (zunächst 3, dann 6 Monate Laufzeit)
12. Konsequente Umsetzung vor Ort durch einen Pathway-Koordinator

> **CHECK:
> Evaluierung**

13. Allgemeine Analyse des Pathways
14. Analyse von Abweichungen und Ergebnissen (Outcome)
15. Vorgehen bei Abweichungen vom Standard, Aktionsplan
16. Berichtswesen

> **ACT:
> Weiterentwicklung**

17. Flächendeckender Einsatz des/der Pathways
18. Routinemäßige Überprüfungen (bspw. alle 6 Monate)
19. Ausschöpfen von Verbesserungspotenzialen

8.2 Wer sollte zentral die Verantwortung für Clinical Pathways übernehmen?

Es empfiehlt sich die Bildung eines ZIP-Teams (Zentrales Interprofessionelles Projektteam). Dieses besteht idealerweise aus Vertretern der Bereiche Qualitätsmanagement, Medizincontrolling, aus den pflegerischen und ärztlichen Bereichen und anderen an der Patientenversorgung beteiligten Berufsgruppen. Welche Aufgaben nun im Einzelnen von diesem ZIP-Team umgesetzt werden sollen, werden im Folgenden aufgelistet.

- Entwicklung des klinikindividuellen Pathwaystandards
- Ansprechpartner zur Pathwaythematik intern und extern
- Information über den erforderlichen Ressourcenverbrauch
- Hinweise zu Zeit- und Zielplanung
- Unterstützung bei der Festlegung von Teilschritten
- Analyse und Koordination/Monitoring der CP-Entwicklungen-/Weiterentwicklungen der einzelnen Abteilungen

Neben dieser zentralen Projektgruppe sollten sich dezentrale interprofessionelle Projekt-Teams (DIP-Teams) bilden, die auf der Grundlage des Pathwaystandards für ihren Bereich Behandlungspfade entwickeln. Das Aufgabenspektrum eines DIP-Teams umfasst Folgendes:

8 Wie erhält man einen Clinical-Pathway-Standard?

- Pathwayentwicklung für ausgesuchte Krankheitsbilder/Prozeduren
- regelmäßige Rückmeldung an das ZIP-Team
- Verantwortung für Einführung und Umsetzung der Abteilungspathways
- Schulung und Information für die Mitarbeiter vor Ort
- Ansprechpartner für Mitarbeiter bzgl. sämtlicher pathwayrelevanter Fragestellungen
- Unterstützung bei der Pathwayanwendung im Tagesgeschäft
- Weiterentwicklung der Clinical Pathways gemeinsam mit dem ZIP-Team

Um die spätere Akzeptanz der Pathwayumsetzung im Alltagsgeschehen zu erhöhen, empfiehlt es sich, möglichst viele Mitarbeiter in die Entwicklungsphase mit einzubeziehen. Zur Orientierung sollten die DIP-Teams klare Zeit- und Zielvorgaben bekommen. Damit sich die Mühe letztendlich lohnt und praktikable Lösungen erarbeitet und auch umgesetzt werden, ist die Unterstützung der jeweiligen Abteilungsleitung bereits bei der Pathwayerstellung dringend erforderlich.

Darüber hinaus wird für eine erfolgreiche Pathwayeinführung eine dezentrale Umsetzungsbegleitung benötigt, denn die Entwicklung eines Pathways ist die eine Seite der Medaille, die tatsächliche Anwendung im Alltagsgeschehen die andere. Eines sollte auf keinen Fall passieren, dass der Behandlungspfad in einer von vielen Schubladen landet!

8.3 Checkliste für das ZIP-Team

Wie soll nun der „passende" Pathwaystandard aussehen? Den einzig wahren und alleinig richtigen Behandlungspfad, der nur gekauft werden muss, gibt es nicht und wird es nicht geben. Zwar sollte davon ausgegangen werden, dass jeder Patient, der mit einem bestimmten Krankheitsbild eine medizinische Einrichtung aufsucht, eine dem aktuellen Stand des Wissens entsprechende, gleichartige medizinische Versorgung erhält. Dieses Ideal lässt sich derzeit aber nur bedingt erreichen. Gründe hierfür liegen u. a. im unterschiedlichen Wissens- und Erfahrungsstand des medizinischen Fachpersonals oder auch in der Ausstattung und Ablauforganisation des Krankenhauses. Als Hilfestellung für das ZIP-Team bei der Erarbeitung eines krankenhausindividuellen Pathwaystandards soll folgende Checkliste dienen:

- Welchen Zeitraum sollte der Clinical Pathway umfassen?
- Welchen inhaltlichen Umfang sollte der Behandlungspfad haben?
- Welche Darstellungsform sollte gewählt werden?

- Welche Sichtweisen und Bestandteile soll der Behandlungspfad beinhalten?
- Wie sollen Varianzen dokumentiert werden?
- Welche Ergebnismessung soll erfolgen?

8.4 Entscheidungskriterien im Einzelnen

8.4.1 Welchen Zeitraum sollte ein Clinical Pathway umfassen?

Hier stellt sich die Frage, wie intensiv ein C.P. den Behandlungsablauf eines Patienten begleiten soll. Ist eine grob strukturierte, einseitige und allgemeingültige Übersichtsabbildung als Orientierung ausreichend oder soll mit dem Behandlungspfad eine umfassende tägliche Orientierungshilfe – vom **Erstkontakt**/Aufnahme bis zum möglicherweise über die Entlassung hinausgehenden **Letztkontakt**/Nachbehandlung – sowie eine Dokumentationsalternative ermöglicht werden?

Vom Erstkontakt bis zum Letztkontakt?

> Erstkontakt = vor der stationären Aufnahme oder Aufnahmetag
> Letztkontakt = Entlassungstag oder Ende der poststationären
>   Behandlung

Wenn möglich, sollte der Behandlungspfad für ein spezifisches Krankheitsbild mit der ersten Kontaktaufnahme in der Ambulanz oder der Poliklinik beginnen, spätestens jedoch bei der stationären Aufnahme. Dadurch wird bereits zum frühest möglichen Zeitpunkt eine optimierte Ablaufplanung für den weiteren Verlauf initiiert. Hierzu gehören auch Hinweise bzw. präoperative Checklisten über dringend erforderliche, mitzubringende Unterlagen, wie Untersuchungsbefunde, deren fehlendes Vorliegen nicht selten Ablaufverzögerungen in Verbindung mit erneuten Diagnostikmaßnahmen nach sich ziehen. Behandlungsabläufe für konservative Krankheitsbilder sind meist weniger planbar als operative, insbesondere elektiv-operativ zu versorgende Krankheitsbilder. Bei einem Patienten mit akutem Myokardinfarkt ist der frühestmögliche Erstkontakt am Aufnahmetag. Hingegen können Patienten beispielsweise mit einer Carotisstenose, die zu einer geplanten Operation kommen, einen Pathway durchlaufen, bei dem im

Idealfall der Erstkontakt in der Ambulanz mit anschließender Planung des operativen Eingriffes bis zur poststationären Kontrolle des operativen Ergebnisses verläuft. Checklisten können auch für den poststationären Verlauf, z. B. im Rahmen der Nachsorge, hilfreich sein.

Fazit: Ob ein Clinical Pathway mit dem Entlassungstag endet oder aber darüber hinaus gehen sollte, ist vom jeweiligen Krankheitsbild abhängig: Ein Clinical Pathway sollte sich idealerweise vom Erstkontakt bis zum Letztkontakt erstrecken.

8.4.2 Welchen inhaltlichen Umfang sollte der Behandlungspfad haben?

Da die One-Page-Darstellung in der Regel nur eine Behandlungsübersicht erlaubt, ist das More-Than-One-Page-Prinzip zu empfehlen (siehe auch 7.5). Ob hierbei eine Seite pro Behandlungstag ausreicht oder mehrere erforderlich sind, hängt von der Behandlungskomplexität des Krankheitsbildes und der Einbindung in die Krankenblattdokumentation ab.

Hierbei gilt folgender Grundsatz:

So kurz wie möglich und so detailliert wie nötig, um eine differenzierte tägliche zeitnahe und genaue Dokumentation zu gewährleisten.

8.4.3 Welche Darstellungsform sollte gewählt werden?

Zu Beginn muss eine Entscheidung darüber getroffen werden, auf welche Weise eine C.P.-Dokumentation erfolgen soll. Alternativ zur Dokumentation auf Papier finden sich, wie in Kapitel 7 und 11 gezeigt wird, erste Ansätze von DV-Lösungen, die zwangsläufig jedoch eine entsprechende Hardware-Ausstattung (PC-Arbeitsplätze, Notebooks, PALMs) vor Ort erfordern. Clinical Pathways stellen ein lernendes System dar und sollten gerade aus diesem Grund anfangs von Einfachheit (Papier und Handschrift) und Klarheit (keine komplexe Konstellationen mit vielen untergeordneten Modulen) bestimmt sein: Alles sollte so einfach wie möglich gemacht werden, aber nicht einfacher!

Merke:

Soll ein Clinical Pathway praktikabel sein, muss man ihn integrieren.

Es bedarf wohl keiner großen Erklärung, dass nicht wenige Mitarbeiter in medizinischen Einrichtungen, gleich welcher Berufsgruppe sie nun auch angehören, zunehmend das Gefühl bekommen, mehr Sachbearbeiter (Verwalter von Dokumenten) zu sein, als zur Gesundung des Patienten beizutragen. Ziel muss es sein, eine fallbezogene redundante Dokumentation zu vermeiden. Nach Meinung der Autoren erübrigt sich somit eine Diskussion darüber, ob die Pathwaydokumentation parallel und damit zusätzlich zur Krankenblattdokumentation erfolgen soll oder in diese integriert (siehe Kap. 6.2.3). Spielräume ergeben sich jedoch dahingehend, auf welche Weise dies umgesetzt werden kann. Eine Antwort auf die Frage, an welcher Stelle was und wie dokumentiert wird, gibt Kapitel 9. Am leichtesten kann ein Clinical Pathway integriert werden, wenn bereits eine standardisierte Dokumentationsform vorhanden ist.

8.4.4 Welche Sichtweisen und Bestandteile soll der Pathwaystandard beinhalten?

Eine sinnvolle Pathwaylösung berücksichtigt die notwendigen Sichtweisen der beteiligten Berufsgruppen. Sämtliche an der Patientenversorgung beteiligten Mitarbeiter sollten sich im Pathway wiederfinden. Eine gute Ablauforganisation erfordert die Einbindung aller beteiligten Schnittstellen. Daneben stellt sich die Frage nach einer geeigneten Darstellungsform des Pathways für den Patienten bzw. seine Angehörigen (vgl. auch Kap. 6.1).

Ein Clinical Pathway sollte viele Facetten und Sichtweisen vereinigen:

- Arztsicht
- Pflegesicht
- administrative Sicht
- Funktionsbereichssicht
- Patient/Angehöriger

Ein Ziel des Einsatzes von standardisierten Behandlungsabläufen ist, neben einer Kosten- und Verweildauersenkung ein qualitativ hochwertiges Behandlungsergebnis, gemessen an dem für den jeweiligen Patienten maximal Erreichbaren, zu erhalten. Es muss festgelegt werden, welche Patienten mit Hilfe dieses Pathways versorgt werden sollen. Es ist unumgänglich, eindeutige Patienteneinschluss- bzw. Ausschlusskriterien für den Startpunkt und den weiteren Verlauf festzulegen (vgl. 6.2.2). Um Ergebnisse messbar zu machen, bedarf es geeigneter Scores oder Indices (vgl. 6.2.4 und 6.2.5).

8 Wie erhält man einen Clinical-Pathway-Standard?

Diese Instrumente können zur Bewertung als Ein-/bzw. Ausschlusskriterien dienen, können jedoch auch Auskunft über das subjektiv sowie objektiv erhaltene Behandlungsergebnis liefern. Außerdem müssen Abweichungskriterien festgelegt werden, die in Zusammenhang mit der jeweiligen Outcomeanalyse dann als Basis für eine Pathway-Weiterentwicklung dienen (siehe Kap. 6.2.6).

Bestandteile, die in einem Clinical Pathway nicht fehlen dürfen:

- Über welches Diagnosenspektrum mündet der Patient in welchen Pathway?
- eindeutige Ein- bzw. Ausschlusskriterien
- Scores und Indices für die subjektive und objektive Ergebnisbeurteilung
- Vorgaben für Ziele/Teilziele
- Medizinische Dokumentation (Arzt, Pflege…)
- Befunde, Anamnese

9 Wie wird aus dem Pathwaystandard ein abteilungsbezogener Clinical Pathway entwickelt?

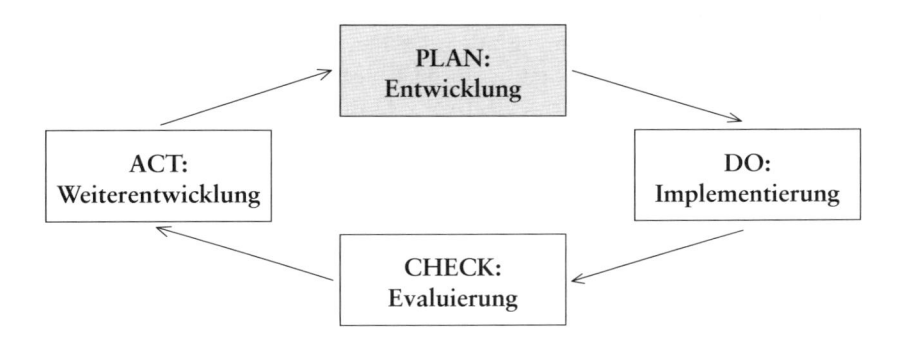

```
         PLAN:
       Entwicklung
   ↗                ↘
ACT:                  DO:
Weiterentwicklung     Implementierung
   ↖                ↙
         CHECK:
       Evaluierung
```

Es gibt Abteilungen, die einen, dem vom ZIP-Team erarbeiteten Standard entsprechenden, Pathway nahezu fertig in der Schublade haben. Dies ist der Fall, wenn für den Behandlungspfad auf eine bestehende Dokumentation, Prozessablaufbeschreibungen und Behandlungsstandards zurückgegriffen werden kann. Diese müssen dann lediglich noch dem Pathwaystandard angepasst und gegebenenfalls optimiert werden. Eine solche gute Ausgangslage findet sich beispielsweise in Abteilungen oder Einrichtungen, die diese Grundlagen im Rahmen eines Qualitätsmanagements bereits erarbeitet haben. Für alle anderen sei eine Vorgehensweise entsprechend der Schritte der Planphase des Clinical Pathway Zyklus empfohlen (Kapitel 8.1), auf die wir im Folgenden näher eingehen werden.

9.1 Beschlussfassung der Abteilungsleitung

Alleine der Entschluss der Krankenhausleitung Behandlungspfade einzuführen, reicht nicht aus, denn diese Entscheidung muss auch von der jeweiligen Abteilungsleitung mitgetragen werden. Alle betroffenen Entscheidungsträger müssen von der Notwendigkeit, dass Patienten mit gleichen Krankheitsbildern nach einem vereinbarten Behandlungspfad therapiert werden sollen, überzeugt sein. Mitarbeiter lassen sich für die Entwicklung und Benutzung

9 Wie wird aus dem Pathwaystandard ein abteilungsbezogener Clinical Pathway?

von Behandlungspfaden nur dann gewinnen, wenn sie merken, dass ihre unmittelbaren Vorgesetzen dieses voll unterstützen. Vorbehalte und Vorurteile gegenüber Behandlungspfaden können sehr groß sein (vgl. Kapitel 5). Insofern empfehlen wir, die größten Kritiker in den Entwicklungsprozess einzubinden. Auf diese Weise können deren, vielleicht auch durchaus berechtigte, Kritik und Zweifel konstruktiv genutzt werden und durch Beteiligung Überzeugungsarbeit geleistet werden. Nur wenn die jeweilige Führungsebene hinter dem Konzept für einen Clinical Pathway steht, lohnt sich die Mühe. Bleiben Zweifel hinsichtlich Notwendigkeit und Nutzen von Clinical Pathways bestehen, dann wurde schlecht informiert oder aber die Führung ist hinsichtlich ihrer positiven Haltung nicht glaubwürdig und überzeugend.

9.2 Auswahl eines geeigneten Krankheitsbildes

Bei der Auswahl eines für die Pathwayerstellung geeigneten Krankheitsbildes sollte sich die Abteilung an den Diagnosen- (ICD 10) und Eingriffsspektren (OPS-301) sowie den sich daraus abzuleitenden DRG orientieren. Hilfreich für die Auswahl können beispielsweise Top-Ten-, ABC- oder Portfolio-Analysen sein. Für den Anfang dürfte es sinnvoll sein, ein Krankheitsbild auszuwählen, dass häufig in der Abteilung behandelt wird, um erstens auf eine breite Datenlage für die Entwicklung zurückgreifen und zweitens in kurzer Zeit ausreichend Erfahrungen mit dem Pathway sammeln zu können – ganz nach dem Motto:

„Das Häufige ist häufig, das Seltene ist selten!"

Außerdem besteht für häufig auftretende Krankheitsbilder oftmals ein hoher Grad an mehr oder weniger „unbewusster" Standardisierung. Wir empfehlen daher, sich primär an den jeweils häufigsten Hauptdiagnosen eines Bereiches zu orientieren. Über eine entsprechende Prozedurenzuordnung kann dann eine entsprechende DRG-Zuteilung erfolgen. Als mögliche Krankheitsbilder bieten sich für das Fachgebiet der Kardiologie der Herzinfarkt und für die Unfallchirurgie die TEP an.

DRG-Kennzahlen, Krankheitsbilder Herzinfarkt und TEP

Akuter Myokardinfarkt:
- DRG: F41A bzw. F41B akuter Myokardinfarkt PCCL> bzw. <, = 2
- Diagnose (ICD): I21.- bzw. I22.- (akuter/rezidivier. Myokardinfarkt)
- Prozedur (OPS): 1–265.-bis 1–279.-(Katheteruntersuchungen)

- Bewertungsrelation bei Hauptfachabteilung: 1,584 bzw. 1,086
- Mittlere Verweildauer: 6,3 bzw. 4,2 Tage
- Untere Grenzverweildauer: 1 Tag
- Obere Grenzverweildauer: 21 bzw. 19 Tage

Hüftgelenkersatz (TEP):
- DRG: I03B bzw. I03B Ersatz des Hüftgelenkes PCCL> bzw. <, = 2
- Diagnose (ICD): M16.- bzw. S72.-(traumatisch/arthrotisch Läsion)
- Prozedur (OPS): 5–820.-(Implantation Hüftgelenk)
- Bewertungsrelation bei Hauptfachabteilung: 3,201 bzw. 2,110
- Mittlere Verweildauer: 19,6 bzw. 17,5 Tage
- Untere Grenzverweildauer: 6 bzw. 5 Tage
- Obere Grenzverweildauer: 35 bzw. 32 Tage

(Quelle: www.dkgev.de, Verordnung zum Fallpauschalensystem für Krankenhäuser (KFPV) vom September 2002, Anlage 1 Fallpauschalen-Katalog G-DRG-Version 1.0 für 2003; Definitionshandbuch, German Diagnosis Related Groups)

Die Erarbeitung der ersten Behandlungspfade kann dann auch der Beschreibung und Analyse der zugrundeliegenden allgemeinen Abläufe der Patientenversorgung, z. B. beim Aufnahme- und Entlassungsprozess, dienen. Wichtig ist nicht gleich zu Beginn mit zu vielen Krankheitsbildern zu starten, sondern zunächst mit denen, die das Tagesgeschäft bestimmen. Allerdings sollte bereits im Vorfeld analysiert werden, wie sich dies im zukünftigen DRG-System bemerkbar macht. Zunehmend interessant könnten hierbei dann auch Krankheitsbilder werden, wie z. B. Transplantationen, deren Bedeutung weniger in ihrer Anzahl, als vielmehr im Erlös- bzw. Einsparpotenzial liegt.

9.3 Interprofessionelle Teambildung (DIP-Team)

Wie in Kapitel 8 beschrieben, empfiehlt sich die Einrichtung eines abteilungsbezogenen DIP-Teams. Als Moderator und Bindeglied zum ZIP-Team besonders geeignet ist ein Mitarbeiter aus dem Medizincontrolling oder dem Qualitätsmanagement, da diese als Schnittstellenverantwortliche in Schlüsselpositionen arbeiten und eine neutrale Position in Bezug auf den abteilungsbezogenen Entwicklungsprozess einnehmen. Die weiteren Teilnehmer richten sich nach den Erfordernissen des Bereichs:

9 Wie wird aus dem Pathwaystandard ein abteilungsbezogener Clinical Pathway?

Das DIP-Kern-Team:
- QM-Beauftragter als Moderator
- Leitender Arzt
- Leitende Pflegekraft
- Betreuender Controller

nach Bedarf:
- weitere Vertreter aus Ärzteschaft/Pflege
- Sozialdienst, Physiotherapie, Logopädie, Ergotherapie

Die Mitglieder des Kernteams haben jeweils einen Stellvertreter zu bestimmen!

Neben der Rolle als Vermittler zwischen den verschiedenen Berufsgruppen ist der Moderator zudem für die Einhaltung der festgelegten Zeit- sowie Zielvorgaben verantwortlich, die im Weiteren betrachtet werden.

9.4 Planung der Arbeitstreffen

Wie und wann sollte man beginnen?

Wie bei allen anspruchsvollen Projekten ist für eine erfolgreiche Arbeit eine klar strukturierte Projektplanung erforderlich. Dies gilt auch für die Entwicklung von Pathways. In einer Projektübersicht sollten die einzelnen Schritte festgehalten und ein Zeitplan erstellt werden. In der Literatur ist beschrieben, dass in etwa mit einer Zeitspanne von bis zu sechs Monaten für eine Pathwayentwicklung zu rechnen ist. Jeweils zwei Monate entfallen hierbei in etwa auf die Recherche und die Erfassung des gegenwärtigen Ist- sowie die Beschreibung des angestrebten Sollzustandes. Bei der Projektplanung ist darauf zu achten, dass Urlaubszeiten und eventuelle Überschneidungen mit anderen größeren Projekten berücksichtigt werden. Da die große Gefahr besteht, sich bei der Komplexität der Pathwaythematik im Detail zu verlieren, ist es dringend erforderlich, sich am Pathwaystandard des ZIP-Teams zu orientieren. Wir empfehlen zu Beginn, eine Auftaktveranstaltung mit Vertretern des ZIP-Teams durchzuführen, um alle Fragen und Unklarheiten zu klären und Vereinbarungen für die weitere Zusammenarbeit zu treffen. Wöchentliche Arbeitstreffen sind vor allem in der Anfangsphase dringend anzuraten. Für die jeweiligen Treffen sind Ziele, sowie Zuständigkeiten klar festzulegen:

- in der Anfangsphase: Treffen 1x wöchentlich
- langfristige Terminfestlegungen (z. B. Donnerstags, 15–16 Uhr)
- klare Zielvereinbarungen für jeden Termin
- Festlegung von Zuständigkeiten (Protokoll etc.)
- regelmäßiger Austausch mit dem ZIP-Team

Die Zeitspanne von sechs Monaten von der Entwicklung bis zur Implementierung hört sich vielleicht im ersten Moment nach viel Zeit an, bedenkt man jedoch, dass der größte Zeitaufwand darin besteht, verkrustete Strukturen und festgefahrene Abläufe zu analysieren und neu zu gestalten, relativiert sich diese Zeitspanne. Wie so oft beginnen die wesentlichen Veränderungen auch hier in den Köpfen der Beteiligten.

Merke:
Prozesse lassen sich nur dort verändern, wo Strukturen verändert werden.

9.5 Recherche in Literatur und Krankenakten

Um sich der Thematik zu nähern, sollten möglichst viele Hintergrundinformationen und Anregungen für die Pathwaygestaltung zur Verfügung stehen. Dazu bietet sich primär eine berufsgruppenspezifische Literaturrecherche über das zu betrachtende Krankheitsbild an. Alle zur Verfügung stehenden Aspekte sollten dabei berücksichtigt werden.

- medizinische Leitlinien, klinische Algorithmen (Bsp. AWMF, ÄZQ)
- evidence-based Standards (vgl. www.chochrane.org)
- Pflegestandards
- Checklisten und Ablaufbeschreibungen (allg.)
- weitere Kriterien, wie Verweildauern, Risikofaktoren, DRG-Kennzahlen, Gesetzestexte, Fachliteratur, Fallpauschalenkatalog (u. a. in www.dkgev.de)

Ziel ist es, den aktuellen Wissensstand rund um das zu betrachtende Krankheitsbild zu erschließen. Bisher durchgeführte Vorgehensweisen werden dadurch bestätigt oder interessante Anregungen für die Prozess- und Dokumentationsgestaltung gewonnen. Nachdem die Literaturrecherche nun den Blick für den gegenwärtigen evidenz-basierten Wissensstand geschärft hat, schließt sich die Analyse der bisher praktizierten Behandlungsweisen an (Ist-Analyse).

9.6 Ist-Analyse

Hierzu wird der bestehende Prozessablauf u. a. anhand der gängigen Krankenblatt-Dokumentation und aller zur Verfügung stehenden Patientendaten (z. B. Verweildauern, Leistungsspektrum, Kostenzuteilungen) des betrachteten Krankheitsbildes analysiert. Ziel ist es, den Behandlungsprozess nach Beschreibung der Teilprozesse aus der Sichtweise der einzelnen Berufsgruppen zu erfassen. Es ist davon auszugehen, dass in einer Abteilung Patienten gleicher Erkrankung bereits mehr oder minder mittels einem zugrundeliegenden Behandlungsschema („Schule des Hauses") versorgt werden. Dieses zugrundeliegende Schema gilt es durch die Auswertung von Krankenakten zu erkennen und zu beschreiben.

Nun stellt sich die Frage, wie viele Krankenblätter hierzu bearbeitet werden müssen, denn schließlich sollen sich Aufwand und Nutzen in einem vernünftigen Verhältnis bewegen. Leider gibt es hierfür kein Patentrezept. Warum dies so ist, soll eine Grafik veranschaulichen (vgl. Abb. 9.1).

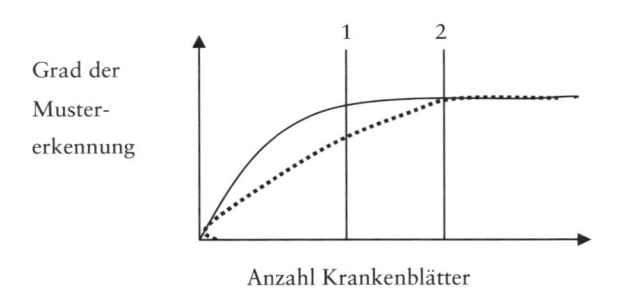

Abb. 9.1: Anzahl durchzusehender Krankenblätter

Die durchgezogene Linie zeigt eine Abteilung mit einem bereits bestehenden hohen Grad an Standardisierung. Es müssen daher nur wenige Krankenblätter angeschaut werden, um das zugrundeliegende Behandlungsmuster zu erkennen. Die Durchsicht weiterer Krankenakten als bis zur ersten vertikalen Linie (1) bringt keinen zusätzlichen Informationsgewinn. Die gestrichelte Linie hingegen zeigt eine Abteilung mit weniger einheitlicher Behandlung. Zur Analyse müssen daher weitaus mehr Krankenblätter betrachtet werden, um das gleiche Maß an Erkenntnis zu erlangen (2. vertikale Linie). Welche Gesichtspunkte es bei der Durchsicht der Krankenblätter und anderen Informationsquellen für die Ist-Analyse zu betrachten gilt, ist aus folgender Übersicht zu sehen:

- medizinischer Prozessablauf: Wann und durch wen werden welche diagnostischen bzw. therapeutischen Maßnahmen vorbereitet bzw. durchgeführt?
- administrativer/organisatorischer Prozessablauf: Durch wen werden die einzelnen Teilprozesse (Ambulanz – Aufnahme – Diagnostik – Therapie – Entlassung – Nachsorge) durchgeführt bzw. an welcher Stelle und wie werden sie dokumentiert?
- Gibt es Checklisten bzw. ein standardisiertes Vorgehen für patientenversorgende Prozesse (z. B. Aufnahme, Entlassung)?
- Gibt es Informationen darüber, was mit welcher Zielsetzung an jedem einzelnen Tag des Aufenthaltes und durch wen, der an der Patientenversorgung beteiligten Berufsgruppen, zu erfolgen hat?
- In welchen Bereichen bzw. an welchen Punkten kann eine redundante Datenerfassung vermieden werden?
- Inwiefern deckt ein bereits bestehender Behandlungsstandard diese Punkte ab?

Nach der Analyse der Krankenblätter sollte der gegenwärtige Ist-Zustand in den Punkten administrativer und klinischer Prozessabläufe ebenso wie berufsgruppenbezogene Checklisten sowie den jeweiligen Dokumentationsformen für das Krankheitsbild erhoben sein. Im Anschluss an die Erhebung des Ist-Zustandes erfolgt dann die Soll-Beschreibung für den zu entwickelnden Behandlungspfad.

9.7 Sollkonzepterstellung

*Der Weg ist somit
auch hier das Ziel.*

Basierend auf den durchgeführten Recherchen, einerseits in der Literatur und andererseits durch die kritische Durchsicht der bis dahin üblichen Prozessabläufe und Dokumentationsformen der Abteilung, soll nun die Sollkonzepterstellung für den Clinical Pathway erfolgen. Bei der Umsetzung sollte man sich am Machbaren orientieren, denn nicht selten wirkt eine Analyse des Ist-Zustandes zunächst einmal ernüchternd. Schritt für Schritt – über definierte Zwischenziele – sollte dann im Sinne einer kontinuierlichen Qualitätsverbesserung versucht werden, sich dem angestrebten Soll anzunähern.

9 Wie wird aus dem Pathwaystandard ein abteilungsbezogener Clinical Pathway?

9.8 Aufbau des Abteilungspathways

Wie sich nun aber ein Clinical Pathway basierend auf den Standardvorgaben in Papierform im Einzelnen aufbauen kann, wird auf den folgenden Seiten dargestellt, erhebt hierbei aber keinen Anspruch auf Vollständigkeit. Die Lösung des St Vincent's Hospitals in Sydney stand hierfür Pate (vgl. Kapitel 7).

9.8.1 Standardisierte Titelseite (Seite 1)

Im ersten Schritt wird eine standardisierte C.P.-Titelseite mit allgemeinen Angaben und Hinweisen für die Aufnahme und die Entlassungsplanung aber auch von Ein- bzw. Ausschlusskriterien erarbeitet. (vgl. auch 8.4.4).

- Pathwaybezeichnung
- Version/Stand/Gültigkeitsdauer
- Patientendaten
- Datum des Erstkontaktes
- Datum der stationäre Aufnahme
- Datum der Entlassung/Behandlungsende
- Fachabteilung/Station
- Verantwortlichkeiten: Ersteller, Prüfer, Freigebender, C.P.-Koordinator
- vorgegebenes Diagnosenspektrum (Hauptproblem)
- vorgegebenes Prozedurenspektrum
- vorgegebene DRG-Zuordnung
- Risikofaktoren bzw. Begleiterkrankungen (begleitende Probleme)
- Ein- und Ausschlusskriterien
- untere-, mittlere-, obere Verweildauer
- tatsächliche Verweildauer
- Verweildauer auf Intensivstation
- Kriterien der Entlassungsplanung

Auf den nächsten Pathwayseiten folgen nun die sich an den Aufnahmeprozess anschließenden Bestandteile. Betrachten wollen wir hierfür die Anamneseerhebung (siehe auch Kap. 7.6.2).

9.8.2 Ärztliche und pflegerische Anamneseerhebung (Seite 2–3)

> Weg von epischer Freitexterfassung
> hin zu standardisierten
> Pathway-individuell angepassten Vorgaben.

Alle durch das ärztliche bzw. pflegerische Personal erhobenen Anamneseinformationen werden in klar strukturierter Form dokumentiert. Dies wird durch viele Formulierungsvorgaben bzw. entsprechende Textbausteine unterstützt, die in Form einer Checkliste abgearbeitet werden können. Für alle an der Behandlung Beteiligten, z. B. auch für den Sozialdienst, sollte ersichtlich sein, an welcher Stelle welche Information steht bzw. wo eine neue Information ergänzt werden kann. Das ist ein einfacher aber effektiver Schritt, redundante Dokumentation bereits im Keim zu ersticken. Betrachtet man die Definition der Pflegeanamnese, so wird deutlich, dass seitens der Pflege teilweise gleiche Informationen erfragt werden wie bei der ärztlichen Anamnese:

„Sammeln von pflegerelevanten Informationen über den Patienten, seine Bedürfnisse, sein familiäres und soziales Umfeld etc. als wichtige Voraussetzung für einen individuellen und situationsgerechten Pflegeplan." (Roche Lexikon Medizin).

Wie sich einzelne Anamneseformen den Berufsgruppen zuordnen lassen können, zeigt die folgende Übersicht:

Interprofessionelle Anamneseerhebung
1. Sozialanamnese (Pflege/Sozialdienst):
   - Angehörige, Ansprechpartner, betreuende Ärzte
   - Beruf, Schulbildung
   - Familienstand, Kinder, Geschwister
2. Aktuelle Anamnese (Arzt/Pflege):
   - problembezogen mit dem Hauptproblem beginnend, dann die weiteren untergeordneten Probleme
3. Anamnese (Arzt/Pflege):
   - schließt die Angabe von Risikofaktoren mit ein
   - Organcheck (Herz, Lunge, Leber/Galle, Magen/Darm, Niere, Haut/Muskel, Skelett, Nervensystem)
4. Vegetative Anamnese (Arzt/Pflege):
   - Gewichtsänderung, Appetitänderung
   - Übelkeit/Erbrechen
   - Durst, Miktion, Nykturie, Defäkation

9 Wie wird aus dem Pathwaystandard ein abteilungsbezogener Clinical Pathway?

- Leistungsänderung, Schlaf
- Dyspnoe, Husten/Auswurf, Fieber, Schwitzen
- Drogen, Alkohol-, Zigarettenkonsum

5. Medikamentenanamnese (Arzt/Pflege)
6. Familienanamnese (Arzt/Pflege)
7. Fremdanamnese (Arzt/Pflege)

9.8.3 Ärztliche und pflegerische Untersuchungsbefunde (Seite 3–6)

Ähnlich den Betrachtungen und Vorgaben für die interprofessionellen Anamneseerhebungen, so sollte auch im Hinblick auf die Untersuchungsbefunde differenziert werden, ob es sich z. B. um eine akute Halbseitensymptomatik handelt, die primär durch den Arzt dokumentiert wird, oder um ein seit Monaten bestehendes Dekubitalgeschwür an der Ferse, welches hingegen von eher pflegerischer Relevanz ist. Über vorgegebene Checklisten zu den einzelnen Organsystemen hinaus, könnte hier die Befunddokumentation durch vorgegebene anatomische Graphiken, die als Dokumentationsgrundlage dienen, konkretisiert werden.

Denn auch hier gilt:
Ein Bild sagt mehr als tausend Worte!

Entsprechend der Fachabteilung bietet sich für das betrachtete Krankheitsbild neben einer knappen allg. Befunddarstellung ein eher problem- bzw. organbezogener Fokus an. Die folgende Darstellung bietet einen Übersicht möglicher Untersuchungsbefunde.

Interprofessionelle Untersuchungsbefunde:

Pflegerischer Untersuchungsbefund:
- Körpergröße, Körpergewicht, Körpertemperatur, Atemfrequenz, Pulsfrequenz, Blutdruck (nach Riva Rocci)
- Hautbefund schematische Körperdarstellung mit Vorder- und Rückseite

Ärztlicher Untersuchungsbefund allg.:
- Kopf (Augen, Nase. Mund/Rachen, Ohren)
- Hals (Schilddrüse), Halsgefäße
- Brust (Herz, Lunge, Mamma)
- Bauch (Leber, Milz, Niere)
- Becken (Rektum, Prostata, äußere Geschlechtsorgane)

- Lymphknotenstatus
- Rücken (Wirbelsäule)
- Gefäßstatus
- Hautstatus zusammen mit Pflege
- Muskel-/Skelettsystem (Extremitäten, Wirbelsäule)

Ärztlich-Neurologischer Untersuchungsbefund:
- Bewusstsein
- Motorik
- Koordination
- Sensorik

9.8.4 Ärztliche und/oder pflegerische Dokumentationsbestandteile (Seite 7–8)

Scores (Seite 7)

Als ein geeignetes Instrument, Verlaufsveränderungen einzelner Zustandsparameter eines Patienten zu validieren, sollten ausgewählte Score-Erhebungen verwendet werden. Die Scoreauswahl soll sich hierbei an dem jeweils betrachteten Krankheitsbild orientieren und kann je nach Ausrichtung eher pflegerischer oder ärztlicher Natur sein (siehe Kapitel 7).

Medizinische Leitlinie für den Arzt (Seite 8)

Eine medizinische Leitlinie ist ein C.P.-Bestandteil, der den Ärzten zur Orientierung und als differentialdiagnostischer Entscheidungsalgorithmus dienen kann (vgl. Kapitel 2). Welche diagnostischen bzw. therapeutischen Maßnahmen nun zu welchem Zeitpunkt, z. B. Aufnahme- und ein Verlaufs-CT am 3.Tag (etwas genauer für den Stroke) beauftragt bzw. durchgeführt werden sollen, wird anhand der Recherchen evidenzbasiert für den entsprechenden C.P. festgestellt. Weichen die tatsächlich durchgeführten Maßnahmen von den Vorgaben ab, soll dies inkl. der Abweichungsgründe (Seite 8) dokumentiert werden. Wie Abweichungen nun aber dokumentiert werden und welche Konsequenzen sich daraus ergeben, wird im Rahmen von Kapitel 10 beschrieben.

9.8.5 Fieberkurve, Verlauf, Pflegemaßnahmen, Checklisten (Seite 9 ff.)

> Das bleibt nicht unberücksichtigt,
> was vor Augen geführt wird!!

Aus Gründen der Übersichtlichkeit und der Praktikabilität ist es empfehlenswert die interprofessionelle Verlaufsdokumentation, Informationen zu den Pflegemaßnahmen sowie wesentliche Checklisteninhalte in die Kurvendokumentation zu integrieren.

Das interprofessionelle Berichtswesen differenziert sich hierbei einerseits in eine gemeinsame Pflege- und Arztdokumentation und andererseits in eine Berichtsübersicht für alle weiteren Dienstleister. In chronologischer Reihenfolge werden an diesen Stellen von den jeweiligen Berufsgruppen kurze Zwischenberichte verfasst, sozusagen eine Dokumentation von Angesicht zu Angesicht (vgl. Abbildung 9.2).

Das ansonsten häufig auftretende Problem, dass wesentliche Punkte zwar irgendwo dokumentiert, von der anderen Berufsgruppen aber nicht zur Kenntnis genommen werden, weil keine klare Dokumentationsvorgabe bestand, erübrigt sich somit. Der verbesserte Informationsüberblick sorgt somit für eine erhöhte Patientensicherheit, da man sich schnell über alle wesentlichen Aspekte und Informationen auch der anderen Berufsgruppen orientieren kann. Zudem würden Widersprüche in der Dokumentation auffallen.

Datum/ Uhrzeit	Arztbericht Inkl. Anordnungen	HZ	Datum/ Uhrzeit	Pflegebericht	HZ

Abb. 9.2: Arzt- und Pflegebericht auf dem gleichen Papierbogen

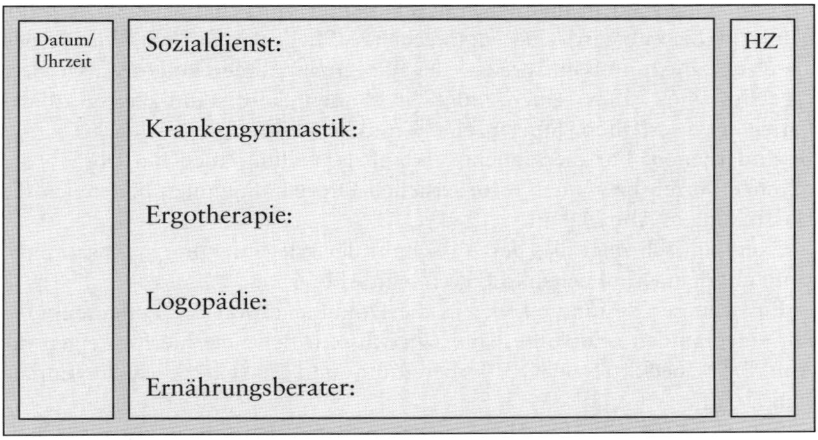

9.8 Aufbau des Abteilungspathways

Datum/ Uhrzeit	Sozialdienst: Krankengymnastik: Ergotherapie: Logopädie: Ernährungsberater:	HZ

Abb. 9.3: Dienstleistungsberichte auf dem gleichen Papierbogen

Die gemeinsame Berichtsdokumentation bietet sich der besseren Übersichtlichkeit wegen aber nicht nur für Ärzte und Pflegekräfte, sondern – wie bereits erwähnt – auch für alle anderen medizinischen Dienstleistungserbringer an. Eine mögliche Darstellung hierzu ist in Abbildung 9.3 aufgeführt.

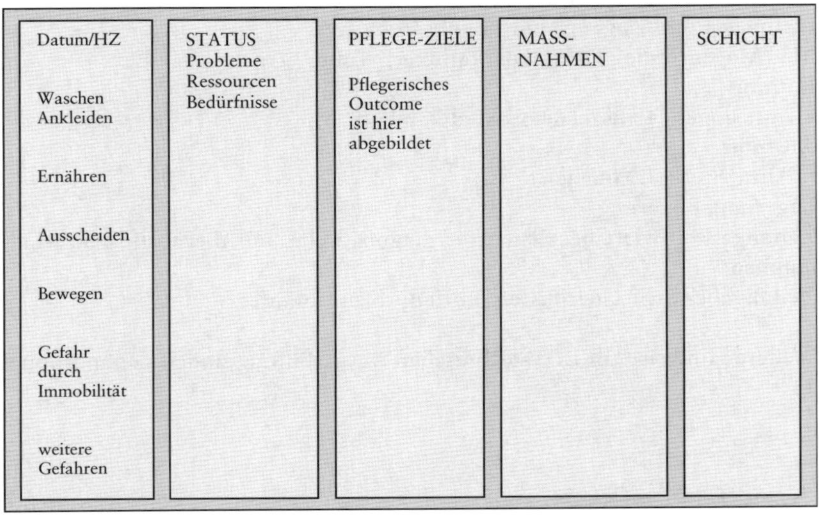

Datum/HZ	STATUS Probleme Ressourcen Bedürfnisse	PFLEGE-ZIELE	MASS-NAHMEN	SCHICHT
Waschen Ankleiden		Pflegerisches Outcome ist hier abgebildet		
Ernähren				
Ausscheiden				
Bewegen				
Gefahr durch Immobilität				
weitere Gefahren				

Abb. 9.4: Übersicht der Pflegestatus, -planung, -ziele, -maßnahmen

9 Wie wird aus dem Pathwaystandard ein abteilungsbezogener Clinical Pathway?

Im Rahmen der Pflegeanamnese eines Patienten wird ein Pflege-Status erhoben. Aus diesem wird eine entsprechende Pflegeplanung mit Pflegezielen abgeleitet, die mittels entsprechender Pflegemaßnahmen umgesetzt werden. Oberstes Ziel ist es, einen möglichst hohen Selbstständigkeitsgrad des Patienten zu erhalten. Für einzelne Krankheitsbilder gibt es hierbei einige Besonderheiten. Für die tägliche Verlaufsdarstellung auch hinsichtlich der durchgeführten bzw. noch erforderlichen Pflegemaßnahmen bietet sich die Darstellung in Abb. 9.4 an.

Exemplarisch zeigt dies der Ausschnitt der Pflegeplanung in Zusammenhang mit dem Krankheitsbild ESWL (vgl. Abb. 6.2).

Ein weiterer Bestandteil, der in die Dokumentation der Patientenkurve mit eingebunden sein sollte, sind **Checklisten**. Beispiele hierfür zeigen die Abb. 2.3 (Checkliste zur OP-Vorbereitung) und 7.6 (Checkliste zur Entlassung).

Nicht nur für den klinischen Alltag, sondern auch für die gesamte Clinical Pathway-Darstellung bietet die Patientenkurve als zentrales Dokument einen Überblick zu weiteren Informationen, wie:

Kontrollparameter:
- Puls
- Atemfrequenz
- RR (Blutdruckmessung nach Riva Rocchi)
- Temp.
- ZVD (Zentraler Venendruck)
- AMV (Atemminutenvolumen)

Drainagen und Zugänge mit Lokalisation
MS (Magensonde), DK (Dauerkatheter), Tubus, Trachealkanüle
Einfuhr:
- Infusionen, Trinkmengen, Medikamente

Ausfuhr:
- Urin, Stuhl, Drainagen

Lagerung, Fixierung
Zeitangabe sowie Checklisten für diagnostische und therapeutische Maßnahmen
Zeitangabe sowie Checklisten für Teilprozessabläufe

Weitere Hinweise zur EDV-technischen Ausgestaltung finden sich in Kapitel 11.

10 Wie wird ein abteilungsbezogener Clinical Pathway umgesetzt, evaluiert und weiterentwickelt?

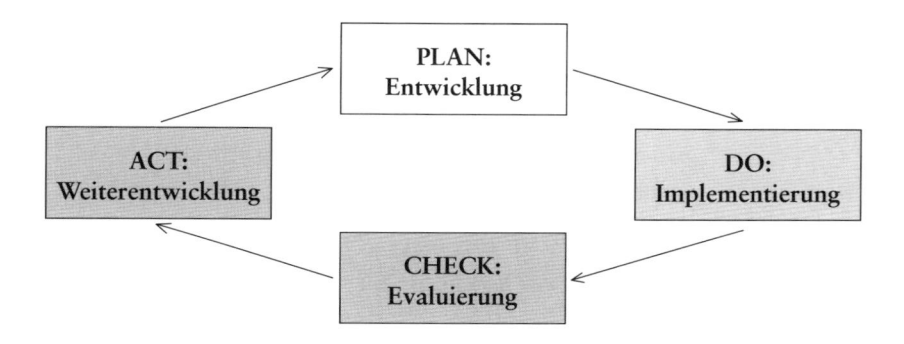

```
        PLAN:
      Entwicklung
  ↗                ↘
ACT:              DO:
Weiterentwicklung  Implementierung
  ↖                ↙
        CHECK:
      Evaluierung
```

Wie nun aber geht es nach der Entwicklung eines Clinical Pathways weiter? Mit der Entwicklung einer ersten Pilotversion alleine wird der Clinical Pathway noch lange nicht zum gewohnten Instrument für die tägliche Praxis. Auf wesentliche Voraussetzungen, die für eine erfolgreiche Umsetzung unabdingbar sind, wird nun im Weiteren eingegangen. Darüber hinaus werden Aspekte, wie die Evaluation von Zwischenanalysen sowie Formen der Weiterentwicklung, näher betrachtet.

10.1 Implementierung

10.1.1 Erforderliche Voraussetzungen

In Kapitel 5.1 wurden bereits wesentliche Voraussetzungen beschrieben, die für eine erfolgreiche Pathway Implementierung benötigt werden. Im Folgenden werden die wichtigsten Punkte nochmals zusammengefasst:

- Transparenz in der Kommunikation und der Zieldefinition
- Orientierung nicht nur an den Belangen des Patienten, sondern auch des Mitarbeiters

10 Wie wird ein abteilungsbezogener Clinical Pathway umgesetzt?

- Miteinbeziehen des Mitarbeiters
- Umsetzen und Leben einer konstruktiven Fehlerkultur
- Fördern von Veränderungsbereitschaft

Sind diese Voraussetzungen geschaffen, ist die Grundlage für die erforderliche Mitarbeiterakzeptanz und Umsetzungsbereitschaft vorhanden. Das Einbeziehen der Mitarbeiter und die sich daraus ergebende Mitarbeiterakzeptanz bestimmen die Qualität der Umsetzung. Die Einführung von Pathways mittels alleiniger Dienstanweisung fördert nur schwerlich die konstruktive und engagierte Mitarbeit aller Betroffenen.

10.1.2 Umsetzungsschritte

Wie könnte nun die Umsetzung im Einzelnen erfolgen und welche Personen sollten daran beteiligt sein?

Wichtig ist zunächst einmal die Praktikabilität des Pathways in der Praxis zu erproben. Hierfür empfiehlt sich die Auswahl eines überschaubaren Bereiches, z. B. einer dafür geeigneten Station. Alle an der Umsetzung beteiligten Mitarbeiter müssen umfassend über Sinn, Zweck, Inhalt und Ablauf des Behandlungspfades informiert und geschult werden. Es empfiehlt sich, dass ein verantwortliches Mitglied des DIP-Teams den Mitarbeitern den Pathway in berufsgruppenübergreifenden Treffen vorstellt. Hierbei bietet sich eine Unterstützung durch einen Vertreter des ZIP-Teams an. Oft treten bei diesen ersten Treffen Fragen auf, wie sie in der nun folgenden Abbildung aufgezeigt werden. Da in Zusammenhang mit Behandlungspfaden nicht selten die unterschiedlichsten Vorstellungen und viele Befürchtungen verbunden sind, sollten bereits im Vorfeld eindeutige Antworten auf die folgenden möglichen Fragen der Mitarbeiter an das DIP-Team überlegt werden:

- Wann wird entschieden, dass ein Patient in einen C.P. aufgenommen wird?
- Wer entscheidet dies?
- Wer überwacht die ordnungsgemäße Umsetzung?
- Wer ist an der Umsetzung ansonsten mitbeteiligt?
- Auf welche Weise erfolgt die Mitwirkung?
- Was passiert, wenn von den Vorgaben abgewichen werden muss?
- Was ändert sich im Vergleich zum bisherigen Ablauf?
- Welche Konsequenzen ergeben sich hieraus?

Weshalb sollte ein Probelauf erfolgen?

Ein Probelauf dient dazu, die Praxistauglichkeit des Behandlungspfades zu ermitteln:

- Wurde beispielweise an alle erforderlichen Schnittstellen gedacht,
- stimmt der Ablauf mit den tatsächlichen Gegebenheiten auf Station überein,
- sind die Ein- und Ausschlusskriterien klar definiert
- (bei Papierversion): ist genügend Raum für die notwendige Dokumentation vorhanden?

Für die Startphase ist es zunächst ausreichend, wenn die Umsetzung des Behandlungspfades von einigen wenigen ausgesuchten, geschulten Personen übernommen wird. Als Laufzeit für diese erste Projektphase sollten etwa drei Monate veranschlagt werden, um valides Datenmaterial zu gewinnen. Natürlich kann diese Zeit sich verkürzen, wenn größere Unstimmigkeiten im Pathway früher entdeckt werden, die eine sofortige Überarbeitung erforderlich machen. Ein dezentraler Clinical Pathway-Koordinator muss dafür Sorge tragen, dass sich der Behandlungsablauf an den Vorgaben des Pathways orientiert bzw. dass festgehalten wird, wann davon abgewichen wurde. Diese Rolle könnte von einer koordinierenden Pflegekraft der entsprechenden Station übernommen werden.

10.2 Evaluierung

10.2.1 Vorgehen nach der Pilotphase

Im Anschluss an die Pilotphase folgt die Evaluierung. Zielsetzung ist es, festzustellen, ob der Behandlungspfad in seiner jetzigen Form für einen abteilungs-/klinikweiten Einsatz geeignet ist oder der Überarbeitung bedarf. Hierbei müssen folgende Aspekte zur allgemeinen Analyse des Pathways betrachtet werden:

- zeitliche Phasenabläufe
- benötigte Verweildauern
- verwendete Diagnostik- und Therapiemaßnahmen, ggf. Kosten
- aufgetretene Abweichungskriterien
- erzielte Ergebnisse (Outcome)

Eine weitere Frage, die in diesem Zusammenhang beantwortet werden sollte, ist, ob alle in dem betrachteten Zeitraum behandelten Patienten, die für eine Pathwaybehandlung aufgrund der Ein- und Ausschlusskriterien in Frage gekommen wären, auch tatsächlich mittels Pathway versorgt wurden. Die Ursachen, warum der Pathway nicht initiiert wurde, können vielfältig sein, beispielsweise:

- Erfahrung/Unkenntnis des Arztes
- grundsätzliche Ablehnung des behandelnden Arztes/Pflegepersonals gegenüber dem Pathway
- äußere Rahmenbedingungen: z. B. fehlende Pathwayformulare

Die Aufbereitung der Analyse-Ergebnisse kann durch den zentralen C.P.-Koordinator und/oder durch den dezentralen Koordinator erfolgen. Dabei empfiehlt sich ein Abgleich mit dem angestrebten Soll-Zustand.

10.2.2 Abweichungen vom Standard

Sowohl bei der Erstevaluation als auch für den weiteren Verlauf gilt es, eine Analyse der Abweichungen vorzunehmen. Werden im Einsatz des Behandlungspfades die dort vorgegebenen Schritte verändert, so muss dies dokumentiert werden. Es lassen sich hierbei in der Regel drei Kategorien für Abweichungen finden, deren Analyse wichtige Hinweise zur Optimierung eines Pathways liefern kann (siehe auch Abb. 7.12 und 7.13).

Abweichungen können bedingt sein durch:

- den Patienten: auftretende Komplikationen, mangelnde Compliance usw.
- das soziale Umfeld: verzögerte Weiterversorgung usw.
- die Krankenhauseinrichtung: veränderte Behandlungsplanung, Strukturänderungen usw.

Entscheidend ist es, bei Auftreten von Abweichungen über einen entsprechenden Maßnahmenplan (Aktionsplan) zu verfügen. Dieser legt fest, was im Falle bestimmter Abweichungen zu unternehmen ist. Je nach deren Art wird geregelt, ob und in welcher Form sofort mit dem Pathway-Koordinator eine Rücksprache zu erfolgen hat, oder ob eine Sammlung der Daten zur weiteren Beurteilung durch das DIP-Team ausreicht. Die Analyse der

Abweichungen ermöglicht es, je nach Erfordernis Prozessabläufe anzupassen.

10.2.3 Erzielte Ergebnisse/Outcome

Es ist nicht nur entscheidend, welche diagnostischen bzw. therapeutischen Maßnahmen zum Einsatz gekommen sind, sondern auch welches Ergebnis zu welchem Zeitpunkt damit erzielt wurde (Outcome). Eine umfassende Analyse dieser Resultate ist als Ausgangspunkt für die Weiterentwicklung des Behandlungspfades unabdingbare Voraussetzung (siehe auch Kap. 6.2.4).

Neben der Analyse der Abweichungskriterien ist es wichtig, Kriterien zur Beurteilung der Ergebnisqualität zu definieren. Grundsätzlich kann hierbei zwischen subjektiven und objektiven Kriterien differenziert werden:

Objektiv:
- Scoreveränderungen
- Mobilisierungsgrad
- wiedererlangte Selbstständigkeit
- Zeitvorgabe (z. B. Verweildauer) usw.

Subjektiv:
- Schmerzreduktion
- Beseitigung bzw. Minimierung vorhandener Beschwerden usw.

10.2.4 Berichtswesen

Der Bericht dient der Aufbereitung von Analysedaten als Entscheidungsgrundlage für weitere Entwicklungsprozesse – dies gilt für die Pilotphase wie auch für den weiteren Pathwayeinsatz. Vergleichbar mit dem zentral vorgegebenen, klinikweit gültigen Pathwaystandard sollte auch ein Berichtsstandard definiert werden. Bei der Berichtserstellung können die folgenden, verschiedenen Betrachtungsebenen unterschieden werden:

- personenbezogen
- fachabteilungsbezogen
- klinikbezogen

An der Erstellung des Berichtsstandards sind die Pathway-Koordinatoren des ZIP- sowie der DIP-Teams beteiligt. Ein Bericht über die Ergebnisse der Behandlungspfade könnte beispielsweise monatlich an die Abteilungsleitung und an die mit der Pathwaydurchführung verantwortlichen Mitarbeiter erfolgen.

10.2.4.1 Personenbezogene Betrachtungsweise

Aufschlussreich dürfte die Analyse der Behandlungspfade im Hinblick auf die jeweiligen Durchführungsverantwortlichen sein. Denn auch bei Vorgabe eines standardisierten Pathways kann es durchaus sein, dass die ärztliche Entscheidungsfreiheit unterschiedliche Behandlungsabläufe bedingen kann. Interessant wäre in diesem Zusammenhang, auf welche Weise behandlerbedingte Abweichungen Optimierungsaspekte bieten. Werden abweichend von den ursprünglichen C.P.-Vorgaben höhere Ergebnisqualitäten z. B. in einer kürzeren Zeitspanne oder mit geringerem Aufwand/Kosten erzielt, sollte dies ebenso dargestellt werden, wie wenn C.P.-Abläufe Gegenteiliges bewirken.

Wir sind uns der Problematik personenbezogener Auswertungen durchaus bewusst. Daher empfehlen wir zunächst, eine anonymisierte Auswertung vorzunehmen. Dies sollte in Absprache mit der jeweiligen Mitarbeitervertretung/Personalrat erfolgen.

Trotz aller Bedenken ist der Nutzen einer solchen Analyse, betrachtet man die Einflussmöglichkeiten von Entscheidungsträgern auf den Behandlungspfad, zur Verbesserung der Versorgungsqualität für den Patienten nicht von der Hand zu weisen, z. B. bei

- der Verweildauer,
- der Abfolge diagnostischer und therapeutischer Maßnahmen sowie
- der Ergebnisqualität.

10.2.4.2 Abteilungsbezogene Betrachtungsweise

Fachabteilungsbezogene Auswertungen sollen u. a. darüber Aufschluss geben, wie häufig für Patienten beispielsweise aus einem vordefinierten Hauptdiagnosenspektrum ein entsprechender Pathway gestartet wurde.

Folgende Fragen zu Analysekenngrößen gibt es:
- Wie oft wurde bei entsprechendem Diagnosenspektrum ein Clinical Pathway gestartet?
- Beschränkte sich die Durchführung auf immer dieselbe Fachabteilung/ Schwerpunkt/Station?

- Wie viele von den gestarteten C.P.s wurden entsprechend der festgelegten Standardvorgaben zu Ende geführt?
- In welchen Bereichen des C.P.s kam es zu den meisten bzw. gravierendsten Abweichungen?
- Was waren die häufigsten Abweichungsgründe?
- Welche Maßnahmen wurden ergriffen?

Die Analyse der Antworten auf die Fragen soll dazu beitragen, vorhandene C.P. Standards auf ihr Optimierungspotential hin zu überprüfen. Findet sich beispielsweise eine Häufung von Abweichungen innerhalb bestimmter Pathwayabschnitte oder Bestandteile, könnte dies ein Hinweis für eine erforderliche Anpassung sein. Im Folgenden wird gezeigt, wie ein abteilungsbezogener Bericht aufgebaut werden kann. Wie die Praxis zeigt, empfiehlt sich auch die Erfassung einiger weniger ausgesuchter Kennzahlen, die einen schnellen, orientierenden Überblick für Entscheidungsträger ermöglichen.

Clinical-Pathway-Report (abteilungsbezogen)
- Version-Nr.
- Monat/Zeitraum der Auswertung
- Fachabteilung, Station
- Verantwortlicher C.P.-Koordinator/ärztlicher Mitarbeiter
- Diagnosenspektrum führte in % der Fälle zum C.P.
- Prozeduren
- % der begonnen C.P.s wurden zu Ende geführt
- % der begonnen C.P.s liefen ohne Abweichung ab
- % der begonnen C.P.s liefen mit einer Abweichung ab
- an welchen Stellen wurde abgewichen und was waren die Ursachen
- wie verhielten sich diese Abweichungen im Vergleich zu Abläufen bei anderen Entscheidungsträgern
- % der abweichenden C.P.s führten zur VWD-Veränderung
- % der abweichenden C.P.s führten zu einer veränderten Ergebnisqualität
- Veränderungen der Kosten zu den durchschnittlichen Fallkosten

---

10.2.4.3 Klinikbezogene Betrachtungsweise

Hierbei geht es um einen Bericht über alle in einer Klinik eingeführten Behandlungspfade. In der Regel ist davon auszugehen, dass ein bestimmter C.P., z. B. für den Stroke, lediglich in einem für das betrachtete Krankheitsbild spezialisierten Fachbereich, z. B. der Stroke Unit, erbracht wird. Wie verhält es sich nun aber bei einem 70-jährigen Patienten, der zu einem elektiven TEP-Eingriff ins Krankenhaus kam und postoperativ akut eine Halbseitensymptomatik entwickelt. Interessant wäre in diesem Zusammenhang zu analysieren, ab welchem Zeitpunkt und in welchem Fachbereich vom TEP-C.P. auf den Stroke-C.P., d. h. von der Orthopädie zur Stroke Unit, umgeschwenkt wird bzw. in welcher Weise eine C.P.-Parallelführung, Fortführen der Mobilisierung, erfolgt. An diesem Beispiel ist zu erkennen, wie wichtig es ist, nicht nur Abweichungen zu dokumentieren, sondern auch Handlungsempfehlungen festzulegen, wie in einem solchen Fall verfahren werden soll. Hierfür gibt es keine Pauschallösung. Jeder Fall sollte einzeln betrachtet und nach Rücksprache mit den entsprechenden C.P.-Koordinatoren und den verantwortlichen Ärzten eine Entscheidung über das weitere diagnostische und therapeutische Vorgehen gefällt werden. Wurden in einer medizinischen Einrichtung, ausgehend von einer standardisierten C.P.-Vorgabe, für unterschiedliche Krankheitsbilder ein C.P. entwickelt, bietet sich durchaus ein C.P.-Benchmarking zwischen den unterschiedlichen C.P.s im Hinblick auf mögliche C.P.-Kenngrößen an. Dies erlaubt natürlich auch Vergleiche zwischen Abteilungen, die den gleichen Behandlungspfad einsetzen (z. B. TEP in Orthopädie und Unfallchirurgie). Wir gehen davon aus, dass im Rahmen der DRG-Abrechnung der Begriff der Fachabteilung neu zu überdenken ist, z. B. durch Zentrums- oder Schwerpunktbildungen (z. B. Gefäßzentrum aus Angiologie, interventioneller Radiologie und Gefäßchirurgie). Gleich welche Betrachtungsebene nun analysiert wird, so wird man durch die aus der Analyse gewonnenen Erkenntnisse neue Ansätze für die Weiterentwicklung der Behandlungspfade gewinnen.

10.3 Weiterentwicklung

Welche Konsequenzen ergeben sich durch den Pathwaybericht für die Weiterentwicklung eines eingeführten Behandlungspfades?

Sowohl für die Pilotphase als auch für den späteren Routineeinsatz finden sich in der folgenden Auflistung mögliche Ansatzpunkte, die zur Weiterentwicklung eines Behandlungspfades beitragen können:

- Eignung der betrachteten Krankheitsbilder für einen Behandlungspfad
- Notwendigkeit der Überarbeitung bestehender Einschluss-/Ausschlusskriterien
- Überarbeiten der Zielvorgaben, z. B. zeitlicher Ablauf und Kostenentwicklung

- Anpassung der diagnostischen sowie therapeutischen Maßnahmen an die angestrebten Zielvorgaben

Um einen qualitativ hochwertigen C.P. zu erhalten, ist die regelmäßige Analyse der erfolgten Umsetzung erforderlich. Denn wie schon in Kapitel 3 beschrieben, ist ein Behandlungspfad eine „never ending story" und somit ein lernendes System. Dies liegt u. a. darin begründet, dass ein Personalwechsel (z. B. Chefarztwechsel) und Änderungen in Diagnostik und Therapie den C.P.-Ablauf beeinflussen. Auch für die Phase der Weiterentwicklung gilt es, die beteiligten Mitarbeiter in den Prozess einzubinden und über Veränderungen regelmäßig zu informieren. Unter Umständen können Erfahrungen auf Abteilungsebene auch eine Veränderung des Pathwaystandards zur Folge haben. Läuft ein Behandlungspfad zum betrachteten Zeitpunkt hingegen stabil oder sind C.P.-Abweichungen hauptsächlich personenbezogen, muss keine Veränderung des Pfades vorgenommen werden, sondern die Kommunikation und Schulung der Mitarbeiter, insbesondere neuer Mitarbeiter, im Vordergrund stehen.

Wurde der Behandlungspfad nach dem Piloteinsatz überprüft und weiterentwickelt, erfolgt der flächendeckende Einsatz innerhalb des Krankenhauses oder sogar hausübergreifend innerhalb einer Krankenhauskette oder Trägerschaft. Es kann auch eine Ausweitung – sofern noch nicht geschehen – in ambulante oder ausgegliederte Bereiche (z. B. Radiologie oder Physiotherapie etc.) erfolgen. Dem Einsatz und der Weiterentwicklung von Behandlungspfaden sind grundsätzlich keine Grenzen gesetzt. Aber auch hierbei sollte auf eine Einbindung aller Anwender in den Entwicklungs- und Weiterentwicklungsprozess stets geachtet werden.

Eine „wirkliche" Weiterentwicklung wird sicher erst durch Vergleiche mit anderen Häusern, z. B. im Rahmen von nationalen oder internationalen Benchmarkings möglich. Wenn wir aber an dieser Stelle über die Weiterentwicklung von Behandlungspfaden, z. B. Veränderungen des Pathwaystandards durch das ZIP-Team sprechen, so könnte hierbei auch die Integration- und Darstellungsform überdacht werden. Denn immer häufiger werden Fragen nach EDV-basierten C.P.-Lösungen laut. Kapitel 11 gibt über die kurz- und mittelfristigen technischen Lösungen einen Ausblick.

Pathways mit guten Ergebnissen brauchen Transparenz nach innen und nach außen nicht zu fürchten!

11 Ausblick: Werden softwaregestützte Behandlungspfade die Zukunft bestimmen?

11.1 Weshalb gewinnen softwaregestützte Pfadlösungen immer mehr an Bedeutung?

Nicht zuletzt in Zusammenhang mit der Einführung des DRG-Systems werden in vielen Krankenhäusern große Anstrengungen unternommen, die dem medizinischen Personal zur Verfügung gestellte Software den steigenden Dokumentationsanforderungen anzupassen. Mehr denn je gilt die Prämisse, dass nicht abgerechnet werden kann, was nicht entsprechend dokumentiert wurde. Diese Dokumentation sollte soweit möglich, direkt in einer einheitlichen Krankenhaussoftware erfolgen. Eine wesentliche Forderung von Krankenhausvertretern an die Softwareindustrie lautet daher, bereits entwickelte Pfadabbildungen in die bestehenden Softwarelösungen integrieren zu können. Der Gedanke an eine elektronische Patientenakte und somit eine in weiten Bereichen papierlose Dokumentation legt diesen Schluss zwangsläufig nahe.

Umfangreiche Recherchen haben ergeben, dass es bislang keine käufliche Softwarelösung gibt, welche die in der folgenden Auflistung aufgeführten und nach Meinung der Autoren erforderlichen Softwarebestandteile umfassend beinhaltet. Zur näheren Veranschaulichung zeigen wir im weiteren Verlauf beispielhafte Visualisierungsvorschläge auf.

Einige wenige Anbieter eines umfassenden integrierten Krankenhausinformationssystems (KIS) bieten bereits wesentliche Voraussetzungen bzw. Instrumente, die eine Entwicklung sowie Integration von Behandlungspfaden ermöglichen helfen.

Die folgende Auflistung nennt Gründe, die für eine in ein KIS integrierte Pfadumsetzung sprechen (vgl. auch Kap. 7.3):

Für eine softwaregestützte Pfadumsetzung sprechen u. a.:
- die elektronische Patientenakte bzw. papierlose Dokumentation ist „auf dem Vormarsch"
- zunehmender Einsatz umfassender interaktiver Krankenhaussoftwaresysteme
- Vermeidung redundanter Datenerfassung

11 Ausblick: Werden softwaregestützte Behandlungspfade die Zukunft bestimmen?

- personen- bzw. rollenbezogener bzw. interprofessioneller Zugriff
- eindeutige Dokumentations- und Pfadhistorie
- per Click von der Überblick- zur Detailbetrachtung
- fallbezogene und fallübergreifende Analysen auf Knopfdruck
- Anbindung an Intra- bzw. Internet, zur Orientierung, Dokumentation und Kommunikation auch außerhalb des Krankenhauses

Die Bereitschaft der Mitarbeiter sich an Pfad-Umsetzungen – ob nun zur Information, als Entscheidungs- oder Dokumentationsunterstützung – zu beteiligen, ist deutlich höher, je mehr sich dadurch der tägliche Arbeitsaufwand verringert. Es liegt auf der Hand, dass die einmalig in einem interaktiven KIS erfassten Patientendaten für die weitere Verwendung zur Verfügung stehen. Und diese Daten können, je nachdem wie tief die Software in die Prozessabläufe integriert ist, grundsätzlich sämtliche Dokumentationsbestandteile beinhalten. Weitere Vorzüge gegenüber einer „starren" Papierlösung liegen neben der verminderten Dokumentationsredundanz vor allem in der Möglichkeit, den Detaillierungsgrad der Pfaddarstellung per Mouseclick vom groben Überblick bis in die Detailbetrachtung auszuweiten (vgl. Kapitel 11.2.2). Hierfür bietet sich in der Regel eine webbasierte Prozessdarstellungsweise an. Neben einer Intraneteinbindung bestehen eventuell in nicht allzu ferner Zukunft Möglichkeiten, im Rahmen der Etablierung von Gesundheitsnetzwerken (Internet), den niedergelassenen Bereich bzw. weiterversorgende Einrichtungen in den Behandlungsprozess miteinzubinden. Denn der Start- und Endpunkt einer Behandlung beginnt und endet nicht mit dem stationären Aufenthalt (vgl. Abb. 11.1). Nicht selten beginnt der Behandlungsprozess beispielsweise mit einem ersten ambulanten Kontakt. Durch diese umfassende Betrachtung lassen sich u. a. eine effizientere OP-Planung sowie physiotherapeutische Nachbetreuung erzielen, was den Outcome und somit den Patientennutzen deutlich verbessern hilft. Im weiteren Sinne könnten hier dann auch Diseasemanagementprogramme integriert werden.

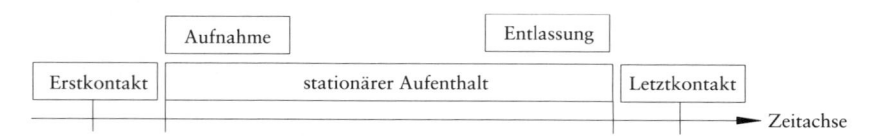

Abb. 11.1: Zeitachse einer Pfadgestaltung

11.2 Erforderliche Bestandteile

Welche Funktionalitäten sind für eine softwaregestützte Pfadumsetzung erforderlich?
Um bestehende Pfad-Ausarbeitungen in die bestehende Software zu integrieren, sollte das verwendete Krankenhausinformationssystem den folgenden Ansprüchen gerecht werden:

- Instrument zur Darstellung von fallübergreifenden und interprofessionellen **Prozess- bzw. Workflowabläufen**
- Instrument zur Abbildung eines **Regelwerkes** inkl. eines **Alarmsystems**
- Instrument für fallübergreifende **Übersichts**darstellungen und **To-Do-Listen**
- Instrument zur Orientierung für die fallbezogene und interprofessionelle Ablaufchronologie „**den Einzelfall auf einen Blick**"
- Instrument zur fallbezogenen- und fallübergreifenden **Abweichungsanalyse**
- Instrument zur Anbindung an ein **Gesundheitsnetzwerk**

Bevor wir nun im Einzelnen auf die erforderlichen Softwarefunktionalitäten eingehen, stellen wir an dieser Stelle die problemorientierte Krankenblattdokumentation nach Lorenz Weed vor. Nach Ansicht der Autoren unterstützt das Weedsche System einen klar strukturierten Behandlungsprozess.

11.2.1 Problemorientierte Krankenblattdokumentation nach Weed

Lorenz Weed empfahl bereits in den 60er Jahren den Weg zu einer rationaleren Dokumentationsform, welcher den Wechsel von der arztorientierten zur problemorientierten Krankenblattführung erfordert. Hierbei ist unter der in deutschen Krankenhäusern häufig angewendeten arztorientierten Dokumentationsform zu verstehen, dass durch nahezu jeden neuen in den Behandlungsprozess eingebundenen Arzt ein weiteres „Krankenblatt" angelegt wird. Hausärzte bekommen u. a. die Auswirkungen einer solchen Dokumentationsform zu spüren, wenn sie für einen Patienten infolge eines stationären Krankenhausaufenthaltes aus den unterschiedlichsten Fachdisziplinen Schlussberichte erhalten. Allzu oft finden sich in solchen Berichten der Vollständigkeit halber redundante Informationen zur Vorgeschichte, dem Aufnahme- sowie Untersuchungsbefund und den jeweiligen Therapieempfehlungen. Die Gefahr aufgrund der überall herrschenden Zeitnot, dass wesentliche Informationen bei einem solchen Vorgehen verloren gehen, ist nicht von der Hand zu weisen.

Nach Ansicht der Autoren eignet sich die problemorientierte Sichtweise aber nicht nur für die ärztliche, sondern auch für die pflegerische Dokumentation. Um eine konkretere Vorstellung zu bekommen, wird der Aufbau des Weedschen Systems orientierend an den Darstellungen von Josenhans (1982) näher beschrieben. Basierend auf der beispielsweise mittels Anamnese (ärztlich und pflegerisch) erhobenen Datenbasis erfolgt eine Problemlistenerhebung mit entsprechender Hierarchie- und Statusbewertung, die einen Initialplan mit nachfolgenden diagnostischen und therapeutischen Maßnahmen bedingt. Aus den sich im Weiteren daraus ergebenden neuen Informationen wird dann ein Zustandsbericht erstellt. Basierend auf dem jeweiligen Zustandsbericht erfolgt wiederum eine Neubewertung der Problemliste mit einer sich daraus ergebenden Therapieplanung. Der Zustandsbericht wird umso umfassender und die Qualität der weiteren Schritte umso höher, je besser die an einer Behandlung beteiligten Mitarbeiter in die jeweilige Problembeschreibung – entsprechend ihrer Fachkompetenz – miteingebunden sind. Oberstes Ziel ist, nicht erst seit Bestehen der Deutschen Kodierrichtlinien, die für die Behandlung wesentlichen „relevanten" ätiologischen Problem-Diagnosen zu differenzieren, anstatt durch zu vorschnelle Diagnosenfestlegung bereits Lösungen vorzutäuschen.

Aus der ermittelten Datenbasis generiert sich die Problemliste und daraus die jeweilige Diagnostik- und Therapie-Planung etc. bis alle relevanten Probleme (Diagnosen) „inaktiv" oder zumindest „unter Kontrolle" sind.

Problemorientierte Dokumentation nach Weed:
- **Datenbasiserhebung:** Hauptproblem inkl. Vorgeschichte, Untersuchungsbefund, Laborbefund, sonst. Befunde, Sozialanamnese, Familienanamnese, sonst. Anamnesen, sonst. Organsysteme, sonst. Vorgeschichten
- **Problemlistenerhebung** inkl. **Hierarchiestufe** (Stufe 1–3) und **Status** (aktiv, kontrolliert, inaktiv): Subjektive Patientenbeschwerden, Untersuchungsbefunde, Laborbefunde, Pathophysiologiezusammenhang, ätiologische Diagnose (Ursache und Wirkung sind bekannt)
- **Problembezogener Initialplan:** Welche weiteren diagnostischen und therapeutischen Maßnahmen wurden bis dahin durchgeführt bzw. wie wurde dies mit dem Patienten kommuniziert?
Neue Infos führen zur Neubewertung der Problemliste und bedingen somit, gesteuert durch den Zustandsbericht, den weiteren Therapie-Plan.

- **Zustandsberichtdokumentation** nach dem **SOAP-Prinzip**: Die Dokumentationsquantität orientiert sich hierbei an der Problemaktualität bzw. den neuen Informationen:

Subjektive	Zustandsbeschreibung durch den **Patienten**
Objektive	Beobachtung anhand **Pflege, Arzt, Sozialdienst, Untersuchungsbefunde, Labor, EKG, Röntgen** usw.
Analyse	Ausschluss von Differentialdiagnosen, ätiologische Diagnosefestlegung
Plan	weitere diagnostische Maßnahmen, zwischenzeitliche therapeutische Maßnahmen (palliativ, kausal), Patienteninformation

11.2.2 Instrument zur Pfaderstellung bzw. Pfadnutzung

Pfadgenerator
Zur Erstellung interaktiver Pfade, wie auch im Rahmen der späteren workflowgesteuerten Pfadnutzung, werden Funktionalitäten benötigt, die sowohl indikationsbezogene Gesamtprozesse wie auch indikationsübergreifende Teilprozesse abbilden können. Ein Pfadgenerator sollte hierfür u. a. die Bestandteile eines Workflowgenerators mit integriertem medizinischem Regelwerk sowie Terminierungsgenerator vereinigen (vgl. Abb. 11.2).

Pfadgenerator zu Unterstützung von: • indikationsbezogenem Gesamtprozess   • indikationsübergreifenden Teilprozessen
Bestandteile:
Workflowgenerator   Visualisierung – Entscheidungsfindung – Ereignissteuerung – Abweichungsanalyse
Medizinischer Regelwerkgenerator   Medikamente (Kontraind., Wechselwirk.) – Laborparameter (path.)
Planungs-/Terminierungsgenerator   Terminketten – Statusdifferenzierung

Abb. 11.2: Bestandteile eines Pfadgenerators

Interaktiver Workflowgenerator
Mit einem solchen Instrument sollten Prozessablauf- bzw. EPK-Darstellungen (siehe auch Kapitel 2.8) von der Gesamt- bis hin zur Detailbetrachtung

11 Ausblick: Werden softwaregestützte Behandlungspfade die Zukunft bestimmen?

ermöglicht werden. Die Abbildung 11.3 zeigt hierzu beispielhaft eine grobschematisierte Gesamtprozesssicht für die Behandlung eines operativen Krankheitsbildes vom Erst- bis zum Letztkontakt.

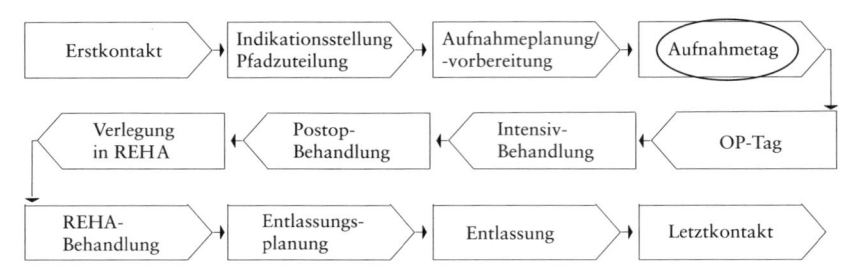

Abb. 11.3: Prozessüberblick für einen operativen Behandlungspfad

Webbasiert sollten dann ausgehend von der Gesamtprozessdarstellung per Mouseclick einzelne interprofessionelle Teilprozessabläufe, wie z. B. die stationäre Aufnahme, angesteuert werden können (vgl. Abb. 11.4). Wie in Kapitel 2 (Abb. 2.5) beschrieben, können hierfür auch Ablaufbeschreibungen, die bereits im Rahmen eines Qualitätsmanagementsystems beschrieben wurden, als Grundlage dienen.

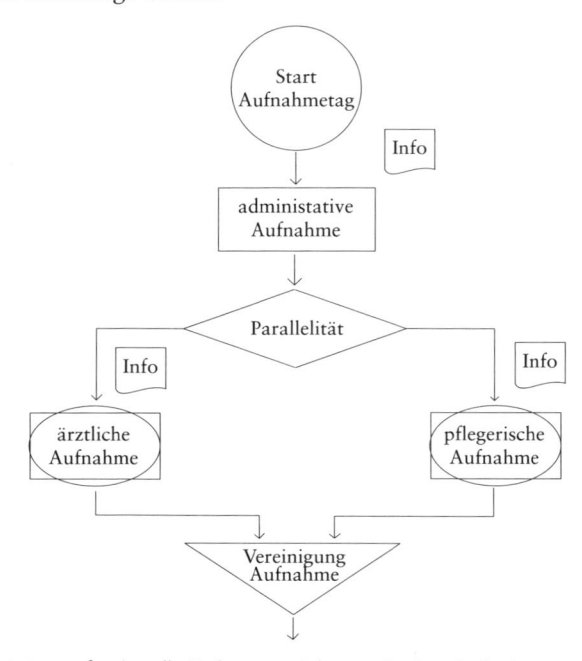

Abb. 11.4: Interprofessionelle Teilprozesssicht, stationäre Aufnahme

11.2 Erforderliche Bestandteile

Möchte man ausgehend von dieser Darstellungsebene nun die berufsgruppenbezogenen Detailabläufe (z. B. Pflege, Arzt) betrachten (vgl. Abb. 11.5 a, b), so sollte dies wieder entsprechend per Mouseclick angesteuert werden können. Klärende Zusatzinformationen können auch hier über Infotexte zur Verfügung gestellt werden.

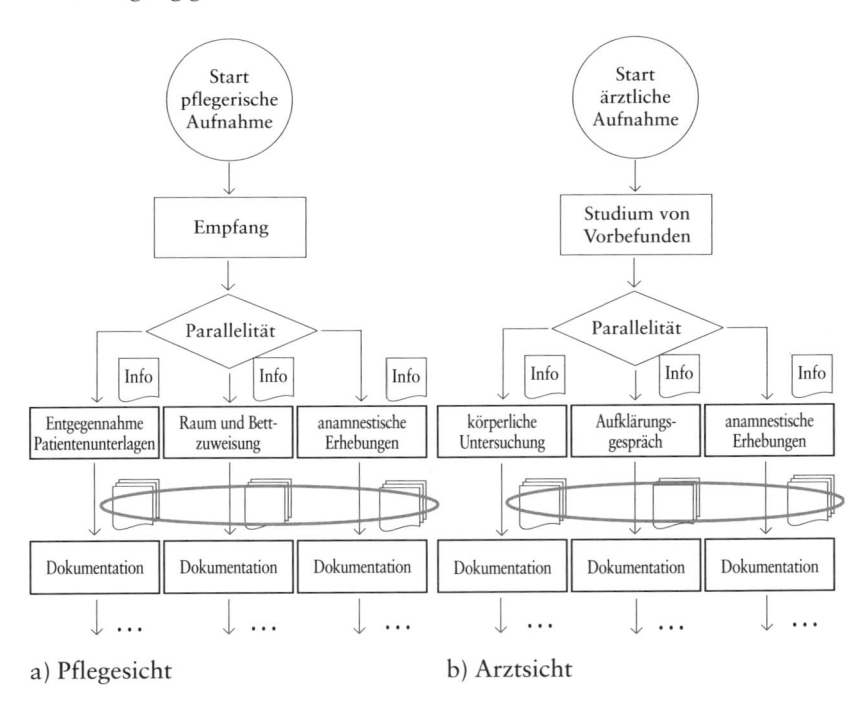

a) Pflegesicht   b) Arztsicht

Abb. 11.5 a, b: berufsgruppenspezifische Teilprozesse für die stationäre Aufnahme

Mag es auf den ersten Blick genügen, zu jeder Zeit einen Überblick zu erhalten, **was wann durch wen und wie** zu erfolgen hat, so liegt darüber hinaus die Notwendigkeit nahe, einzelne Prozessschritte mit entsprechenden Funktionalitäten zu verknüpfen. Durch die Interaktivität des Workflowgenerators sollte beispielsweise nicht nur darauf hingewiesen werden können, dass eine Aufnahmeuntersuchung durchzuführen bzw. eine bestimmte Checkliste abzuarbeiten ist, sondern es wird auch ein entsprechendes Dokument bzw. Formular hierfür (je nach Ablaufphase) automatisch angesteuert. Wann und unter welchen Voraussetzungen welche Formulare nun workflowgesteuert in den Vordergrund treten, muss somit bereits im Vorfeld durch „feine Justierschrauben" getriggert werden. Zu jedem Zeitpunkt muss es jedoch möglich sein, einen hiervon abweichenden Weg zu beschreiten. Je nachdem in welcher Rolle bzw. welcher Rechtezuteilung (Arzt, Chefarzt, Pflege, PDL, Physiotherapeut, Sozialdienst, Verwaltungsangestellter...) die Systemanmeldung erfolgte, sollte automatisch auf die erforderlichen Dokumentations- sowie Entscheidungsschritte hingewiesen werden. Für Abweichungen von vordefinierten Prozessschritten bzw. Ereignisfolgen sollte darüber hinaus eine auswertbare Dokumentationsmöglichkeit geschaffen werden.

Terminierungsgenerator
Die zeitliche Abfolge der in die Pfadvorlage integrierten Ereignisse und Aktivitäten sollte in ihren Grundzügen über den Workflowgenerator abgebildet werden können. Der fallindividuelle Pfadablauf wird dann durch die im Einzelfall getätigten Entscheidungsschritte getriggert. Die Abbildung von Terminketten inkl. der Kopplung an zeitliche, personelle sowie räumliche Ressourcenbetrachtungen sowie diverser Aktivitäts-Status sind darüber hinaus weitere erforderliche Bestandteile eines Terminplanungsinstrumentes bzw. Terminierungsgenerators.

Medizinisches Regelwerk inkl. Alarmsystem
Während ein interaktiver Workflow – wie der Name schon sagt – primär Abläufe beschreibt, triggert, dokumentationsunterstützend wirkt und somit den Rahmen bildet, wird darüber hinaus ein externes Regelwerk benötigt, das auf medizinische Inhalte prüft. Beispielsweise wäre in diesem Zusammenhang die Verknüpfung einer Medikamentenverordnung mit einem Arzneimittelverzeichnis, z. B. der Roten oder der Gelben Liste, sinnvoll. Dem behandelnden Arzt könnten so über ein regelwerkbasiertes Warn- bzw. Alarmsystem Hinweise auf drohende medikamentöse Wechselwirkungen und Kontraindikationen direkt angezeigt werden.

Weitere Bestandteile eines solchen Alarmsystems sollten darüber hinaus in Zusammenhang mit Cave-Einträgen (Penicillin- bzw. Jodallergien), pathologischen Laborparametern (Kreatininclearance bei Niereninsuffizienz) und entsprechenden diagnostischen und therapeutischen Maßnahmen stehen. Bestimmte Konstellationen pathologischer Laborparameter können somit beispielsweise automatisch angesteuert eine Kontrolluntersuchung initiieren bzw. den Arzt in einer festgelegten Weise informieren oder auch automatisch einen Diagnosenschlüssel generieren. Ebenso kann per Linkanbindung von Webseiten (beispielsweise von der AWMF) medizinisches Expertenwissen mit in die Entscheidungsprozesse eingebunden werden. Ein solch informatives und entscheidungsunterstützendes Alarminstrument würde deutlich zur Fehlervermeidung beitragen und somit Risikomanagement aktiv unterstützen.

11.2.3 Instrumente für fallübergreifende Darstellungen

Stationsübersicht
Um den Überblick im fallübergreifenden Dokumentationsdickicht nicht zu verlieren, ist es erforderlich, auf einen Blick die zu betreuenden Patienten samt Betätigungshinweisen vor Augen zu haben. Dies könnte z. B. mit einer Abbildung der aktuellen Stationsbelegung in einer Stationsübersicht dargestellt werden. So zeigt Abb.11.6 in der Arztansicht, dass Befunde betrachtet werden müssen. Je nach vorheriger Systemeinstellung im Pfadgenerator sollte zuvor festgelegt werden, ob nur alle aktuellen oder primär pathologische Befunde patientenbezogen angezeigt werden. Für das Pflegepersonal wird entsprechend auf einen Blick die Information geboten, welche ärztlichen Anordnungen beispielsweise bei welchen Patienten weiterbearbeitet werden sollen. Schnell könnte durch diese Form der Darstellung ein Überblick über wesentliche Informationen und Tätigkeiten erfolgen.

Arztansicht:	Raum 01	F	●	Raum 05	F	●	Pflegeansicht:
		T			T		• Anamnese
• Anamnese							• Anordnung ●
• Diagnostik	Raum 02	F		Raum 06	F	●	• Anforderung
• Therapie		M			T		• Medikation
• Medikation		T					• Befunde
• Befunde ●				Raum 07		●	• Information
• Information							• Pflegedoku
• Kodierung	Raum 03	F	●		M		• Problemliste
• Verlaufsdoku		T			T		
• Problemliste	Raum 04	F		Raum 08	F		
		M	●		M		
		T			T		
	Warteliste			Termine			

Abb. 11.6: Stationsübersicht

Alarm- bzw. Warnhinweise werden somit, getriggert durch das hinterlegte Regelwerk, über entsprechende Markerangaben ebenso wie Termin- oder Wartelistenhinweise angezeigt. Über einen Click auf die dargestellten Patienten bzw. die anzugehenden Aktivitäten sollte dann die Weiterbearbeitung direkt ermöglicht werden.

Zentrale To-Do-Liste
Eine benutzer- und themenbezogene To-Do-Listenübersicht (vgl. Abb. 11.7) sollte den Bearbeitungsmodus fortführen. Eine solche Übersichtsdar-

11 Ausblick: Werden softwaregestützte Behandlungspfade die Zukunft bestimmen?

stellung könnte entsprechend der jeweiligen Benutzereinstellung (Arzt, Patient, Physiotherapeut, Sozialdienstmitarbeiter usw.) zeigen, welche Hinweise betrachtet und welche Aktivitäten abgearbeitet werden müssen – entsprechend den zuvor (z. B. durch das ZIP-/DIP-Team) festgelegten Einstellmöglichkeiten im Pfadgenerator. Wahlweise können dann fallbezogen bzw. fallübergreifend die jeweiligen To-Do's (in Abb. 11.7 zwei Anordnungen und vier Befunde) ausgewählt werden. Wer, was und wann bei welchem Patienten zu tun hat, ist somit auf einen Blick nicht nur zu sehen, sondern kann auch direkt bearbeitet werden. Informationen zum „Wie" lassen sich u. a. über die Info-Hinweise der Workflowdarstellung eruieren (vgl. dazu Abb. 11.4 und 11.5 a, b).

To-Do-Liste (fallbezogen bzw. fallübergreifend je Mitarbeiter/Rolle)		
• Anamnese • Diagnostik • Therapie • Medikation • Anord./ 2 ○ Befunde 4 ● • Information • Kodierung • Verlaufsdoku • Problemliste • Alarme	Übersicht zu Art und Status der Aktivitäten FALLDATEN zu: Zuordnung: Zeitraum: Status: Typ: Verantwortung: Identifizierung:	
Welcher Patient?	Wann (Prioritätenstatus)?	Was (Bearbeitungsstatus)?

Abb. 11.7: Benutzerspezifische To-Do-Liste

11.2.4 Instrumente für fallbezogene Darstellungen

Fallübersicht
Die benutzerspezifische To-Do-Liste lässt sich fall- und themenbezogen eingrenzen und zeigt den aktuellen Sachstand der auszuführenden Tätigkeiten. Will man hingegen das gesamte Krankenblatt inkl. Dokumentationshistorie

und -fortführung eines Patienten betrachten, sollte eine Fallübersicht des Patienten zur Verfügung stehen. Die Fallübersicht sollte Bestandteile wie die allgemeinen Falldaten, die Historie zur Problemlistendokumentation sowie Informationen über den zugeteilten Behandlungs-Pfad beinhalten (Abb. 11.8). Das Patientendatenblatt bildet primär die Chronologie der erzeugten Falldaten (z. B. Anamnese, Termine, Anforderung, Anordnung usw.) ab. Mühsames Blättern in einer oft nicht sortierten Papier-Krankenakte entfällt. Bereits auf der Datenbank abgelegte Patientendaten lassen sich je nach Sachverhalt für die Dokumentationsfortführung aufrufen und themenbezogen in der Chronologie weiterführen. Die Problemlistendokumentation bedarf der regelmäßigen und ereignisorientierten Bearbeitung. Dadurch, dass zu jeder Zeit eine hierarchisierte Problemdokumentation inkl. der Statuskennzeichnung und den ergriffenen Maßnahmen fortgeführt wird, sollte jederzeit per Knopfdruck beispielsweise ein Übergabebericht für die nächste Schicht, die Urlaubsvertretung oder den Wochenenddienst erzeugt werden können. Um die initial erhobenen Probleme (ärztliche oder pflegerische) im Rahmen des stationären Aufenthaltes zu lösen, bedarf es der interaktiven Workflowunterstützung nach erfolgter Pfadzuteilung.

Fallübersicht (je Mitarbeiter, Arzt bzw. Pflege)		
Falldaten:	Fallzuordnung:	Fallstatus:
	Fallzeitraum:	Falltyp:
	Fallverantwortung:	Fallidentifizierung:
1. Falldatenblatt (Historie inkl. Dokumentationsfortführung)		
2. Problemliste (Historie inkl. Dokumentationsfortführung)		
3. Fall-Pfad (Historie inkl. Dokumentationsfortführung)		

Abb. 11.8: Benutzerspezifische Fallübersicht

Workflowgesteuerte Pfadzuteilung
Auf welchem Weg eine solche Pfadzuteilung zu einem Einzelfall erfolgen kann, zeigt Abb. 11.9. Durch initiale Datenbasiserhebung im Rahmen einer Anamnese inkl. einer körperlichen Untersuchung und der verfügbaren Vorbefunde wird das Hauptproblem des Patienten verifiziert und mit einem entsprechenden Diagnosenschlüssel (z. B. für die Aufnahmehauptdiagnose) versehen. Bereits zu diesem Zeitpunkt kann sich automatisch zur Vermeidung einer potenziellen Fehlbelegung das Befüllen einer Checkliste zur Thematik stationsersetzende Maßnahmen anschließen. Der Initialplan könnte dann eine therapeutische Maßnahme in Form eines operativen Eingriffes

(inkl. Prozedurenschlüsselung) als Planungskomponente in die weitere Behandlung miteinbeziehen. Je nachdem, ob für ein solches Krankheitsbild bereits ein indikationsbezogener Pfadablauf verfügbar ist oder nur für indikationsübergreifende Teilbereiche, findet eine entsprechende Pfad-Zuteilung statt. Eine regelmäßige Verlaufsdokumentation gibt Auskunft über die erzielte Ergebnisqualität und unterstützt dabei, auftretenden Problemen frühzeitig entgegenzutreten.

Anamnese (Erhebung in Ambulanz bzw. bei stationärer Aufnahme)	
Erhebungsmodus	○ Eigenanamnese ● Fremdanamnese 　● Partner 　○ Eltern 　○ Geschwister
aktuelle Anamnese	● initiale Datenbasis (Eintrittsbericht) 　○ Pflegeanamnese 　● ärztliche Untersuchung/Vorbefunde ● Problemliste mit Hierarchiestufung 　● 1. Hauptproblem (ICD 10) ● Initialplan Hauptproblem 　● 1. Diagn. Maßnahmen (OPS) 　● 2. Therap. Maßnahmen (OPS) => Pfadzuteilung (ICD + OPS => DRG) 　● 1. Indikationsbezogen 　　2. Indikationsübergreifend
Vorerkrankungen: Allergien: Risikofaktoren: Operationen/Medikamente: Familienanamnese: Sozialanamnese Verlaufsdokum.:	● Fortführen der Problemliste 　● 1. Nebenproblem (ICD10) 　● 2. Nebenproblem (ICD10) ● Checkliste stationsersetz. Maßnahmen ○ ärztl. bzw. pfleg. Zustandsbericht (SOAP) ○ chronologische Problemliste

Abb. 11.9: Beispielauswahl für workflowgesteuerte Formulare

Fieberkurve

Das Herzstück für die fallbezogene interprofessionelle Pfadübersichtsdarstellung stellt die Patienten-Fieberkurve dar (Abb. 11.10). Abhängig vom jeweils angemeldeten Benutzer kann auf einer Zeitachse die Chronologie des Behandlungsfalles verfolgt werden. So sollte der pfadgestützte Behandlungsverlauf per scroll-Button vom ersten ambulanten Kontakt (am 20.10.)

11.2 Erforderliche Bestandteile

Fall-Fieberkurve (Ansicht je Mitarbeiter, Arzt bzw. Pflege)											
FALLDATEN:											
○ Anamnese ● Diagnostik ○ Therapie ○ Medikation ○ Anford./Bef. ○ Information ○ Kodierung ○ Verlaufsdoku. ○ Problemliste ○ Cave	Datum	Uhrzeit	20.10.	02.11.	03.11.	04.11.	05.11.	06.11.	07.11.	08.11.	09.11.
	Fallstatus		amb.	Aufn.		2.	3.	4.	5.	6.	Entl.
	Post-OP-Tag					OP	01	02	03	04	05
	Info/Cave										
	Puls/min Temp. °C	140 120 100 80									
	Medikamente										
	Bedarfsmed.										
	Scores										
	Infos										
	Arzt-/Pflegebe- richt										
	Anordnungen										

Abb. 11.10: Fieberkurvendarstellung, inkl. Dokumentationsbestandteile

bis über den stationären Aufenthalt (vom 2.11. bis 9.11.) hinaus betrachtet werden können. Die Fieberkurve dient jedoch nicht nur der chronologischen Ablauforientierung, sondern ermöglicht über die Formulareinbindung zudem die interprofessionelle Dokumentationserfassung. Neue Aktivitäten und Ergebnisse (z. B. Vitalparametererfassung, Pflegedokumentation, Kodierung, Verlaufsdokumentation, Medikamentenverordnung, Pflegeplanung usw.) sollen direkt oder über die bereits vorgestellten To-Do-Listen angesteuert werden können.

Nachdem über die Diagnosenstellung und das Festlegen der geeigneten operativen Maßnahme (sowie möglicherweise die voraussichtliche DRG-Zuordnung inkl. Verweildauer) der Weg letztendlich bis hin zur Pfadzuweisung erfolgt ist, sollte sich nun die Pfadanalyse anschließen. Welche Möglichkeiten der Pfadanalysen sich im Hinblick auf das Prozess- oder Pfadcontrolling ergeben, wird im Folgenden betrachtet.

11.2.5 Instrumente für Prozess-/Pfadcontrolling

Neben dem in Kapitel 10 beschriebenen fallübergreifenden Pfadcontrolling beschränken wir uns im Weiteren auf die fallbezogene Abweichungsanalyse. Grundsätzlich sollte im Rahmen der Pfadanalyse differenziert werden können, ob die betrachteten Fälle über eine umfangreiche und detaillierte Pfadzuordnung oder lediglich über einzelne Pfadkomponenten, wie z. B. den Aufnahmeprozess eines stationären Patienten, verfügen. Zur Visualisierung von Abweichungsanalysen bietet sich u. a. die Fieberkurvendarstellung an. Wie könnte deutlicher visualisiert werden, ob, wann und auf welche Weise von zuvor festgelegten Pfadvorgaben im Laufe einer Behandlung abgewichen wurde, als mit Unterstützung einer Zeitachsen gesteuerten Darstellungsform. So zeigt Abbildung 11.11 für unseren exemplarischen operativen Behandlungspfad eine Ist-Abweichung von der entsprechenden Soll-Vorgabe im Rahmen der ambulanten sowie stationären Diagnostik. Über die reine Feststellung einer Abweichung hinaus ist es dringend erforderlich festzuhalten, weshalb es zu dieser Änderung gekommen ist. Das dargestellte Dokumentensymbol soll auf die Dokumentationsverpflichtung bei eintretenden Abweichungen hinweisen. Denn nur mit dieser sich daraus ableitbaren Ursachenanalyse ist eine entsprechende Pfadanpassung- und somit Pfadoptimierung möglich.

Pfadanalyse	Datum Uhrzeit	20.10.	02.11.	03.11.	04.11.
	Fallstatus	amb.		Aufn.	2.
	Post-OP-Tag				OP
	To-Do-SOLL	Rö. Lab.			
	To-Do-IST	Rö.		Lab.	

Abb. 11.11: Soll-/Ist-Abgleich zwischen Pfadvorlage und Pfadumsetzung

Mit Hilfe einer Zeitachsendarstellung lassen sich chronologische Abfolgen von Ereignissen oder auch Aktivitäten darstellen. Kriterien für diese zeitlich vorgegebenen Controllingpunkte könnten u. a. die Fertigstellung von Dokumenten, die Durchführung von Maßnahmen oder der Zeitpunkt und die Dauer des ambulanten und stationären Patientenaufenthaltes sein. Um nun aber frühzeitig zu erkennen, an welchen Stellen während des Pfadablaufes eine Abweichung droht bzw. bereits erfolgt ist, empfiehlt sich eine Ampel-Farbgebung. Auf einen Blick sollte zu erkennen sein, ob ein mit grün markierter Pfadbestandteil im Soll liegt, mit orange bereits eine zeitliche Verzögerung erfolgte oder eine Durchführung erst gar nicht stattgefunden hat (rote Markierung).

Ampelfarbgebung für die Ablaufkontrolle
- Grün: Pfad-Bestandteil liegt im Plan
- Orange: Pfad-Bestandteil mit zeitlicher Verzögerung
- Rot: Pfad-Bestandteil wurde nicht durchgeführt

Treten die Farben Orange und Rot auf, sollte direkt dazu eine Abweichungsdokumentation verfügbar sein. Neben der Auswahl eines entsprechenden Abweichungskriteriums werden die daraufhin eingeleiteten Maßnahmen dokumentiert, die anschließend analysiert werden können.

11.3 Mögliche Vorgehensweise für eine softwaregestützte Pfad-Umsetzung

Wie bereits erwähnt, findet sich gegenwärtig keine in der Praxis erprobte Softwarekompaktlösung, die über die aus Sicht der Autoren erforderlichen Basisfunktionalitäten verfügt. Gerade unter diesem Gesichtspunkt treten folgende Fragen immer mehr in den Vordergrund:

- Wann stehen Instrumente, wie in Kapitel 11.2 beschrieben zur Verfügung?
- Was sollte beachtet werden, wenn bereits eine papiergestützte Pfad-Umsetzung erfolgt ist?
- Was sollte beachtet werden, wenn direkt mit einer softwaregestützten Pfadlösung begonnen wird?
- Was versteht man in diesem Zusammenhang unter einer „never-ending-story"?

Mit den ersten Softwarekompaktlösungen, die über den Pilotstatus hinausgehen, ist realistisch erst in den nächsten Jahren zu rechnen. Limitierend wirken in diesem Zusammenhang weniger die verfügbaren Softwarebestandteile als vielmehr deren Einbindung und Durchdringung in einer Krankenhauseinrichtung. Denn mit einer gekauften Softwarelösung alleine ist noch lange kein interaktiver Behandlungspfad in die tägliche Praxis eingeführt:

Prozesse können erst dann durch Softwareeinsatz optimiert werden, wenn die erforderlichen Einzelkomponenten entsprechend detailliert und flächendeckend in einer geeigneten Infrastruktur umgesetzt sind.

Ist bereits eine papiergestützte Pfadumsetzung vorhanden, so sollte im ersten Schritt zunächst mittels Workflowgenerator eine Eins-zu-eins-Ablaufvisualisierung dargestellt werden. Über die Schritte der Herstellung eines Fallbezugs sowie einer Abweichungsdokumentation bis hin zur formulargestützten Workflowintegration kann von einer bestehenden Pfad-Papierversion auf die Softwarelösung übergegangen werden. Auf Vorarbeiten in Zusammenhang mit Prozessanalysen und Maßnahmen zur Prozessoptimierung sollte hierbei unbedingt zurückgegriffen werden. Erfolgte hin-

11 Ausblick: Werden softwaregestützte Behandlungspfade die Zukunft bestimmen?

gegen noch keine entsprechende Vorarbeit, empfiehlt sich die in den Kapiteln 6 bis 10 beschriebene Vorgehensweise auch für die Erarbeitung einer softwaregestützten Pfadabbildung. Der spätere Einsatz einer Softwarekompaktlösung mit bereits fertigen Behandlungspfad-Rohversionen bzw. Standards ersetzt aber keinesfalls den fortwährend andauernden 4-stufigen C.P.-Zyklus (vgl. Kapitel 8). Man sollte sich bewusst sein:

„Behandlungspfade sind und bleiben eine never ending-story."

12 Welche Chancen und Risiken haben Clinical Pathways?

> „Damit das Mögliche entsteht,
> muss immer wieder das
> Unmögliche versucht werden."
> (Herrmann Hesse)

Ein Clinical Pathway beinhaltet in der Regel drei essenzielle Funktionen. Er ist

- ein spezifischer (d. h. krankheits- oder prozedurenbezogener) standardisierter multidisziplinärer Behandlungsplan,
- eine Dokumentationshilfe und
- ein Instrument zur Datensammlung/Monitoring von Behandlungsergebnissen als Grundlage zur Qualitätsverbesserung.

Der Einsatz von Clinical Pathways bietet eine Reihe von Chancen, aber auch Risiken, derer man sich bewusst sein sollte, bevor man mit der Entwicklung und dem Einsatz von Behandlungspfaden beginnt. Die Chancen und Risiken sollen anhand der oben aufgezählten Funktionen beschrieben werden.

12.1 Standardisierung

Warum brauchen wir eine Standardisierung in der Medizin? Mittels Standardisierung erhält man in der Medizin ein Steuerungsinstrument, mit dem man sowohl eine Verbindung zwischen Wissenschaft und Praxis ermöglicht als auch ein Managementinstrument.

Gegner einer Standardisierung vertreten die Meinung, dass medizinische Abläufe
- nicht standardisierbar seien,
- die Individualität des Patienten nicht berücksichtigt wird,
- die pflegerische/ärztliche Handlungsfreiheit eingeschränkt wird und
- im Falle einer Abweichung u. U. rechtliche Folgen entstehen.

12 Welche Chancen und Risiken haben Clinical Pathways?

Befürworter halten dagegen, dass Standardisierung
- eine Handlungserleichterung bietet
- Entscheidungskriterien definiert und abbildet
- Transparenz und Nachvollziehbarkeit ermöglicht
- der Qualitätssicherung dient
- Effizienzverbesserungen bewirkt und
- Rechtssicherheit verleiht.

Chancen

Die Standardisierung einer Behandlung unter Verwendung von Clinical Pathways bietet die Chance einer optimierten Form der Versorgung. Voraussetzung hierzu ist die Verwendung des aktuellen medizinischen Kenntnisstandes bei der Erstellung des Clinical Pathways. Dies erfordert die Durchsicht und Bewertung der aktuellen Literatur, nationaler bzw. internationaler Leitlinien der entsprechenden medizinischen Fachgesellschaft sowie die Anwendung der Grundsätze evidenzbasierter Medizin.

Patientenpfade sind ein Instrument, mit dem sich der Weg eines Patienten von der Aufnahme bis zur Entlassung darstellen lässt. Dies ermöglicht eine Transparenz der Leistungen und Kosten gleichermaßen. Werden die Pathways unter dem Aspekt einer Kosten/Nutzen-Evaluation erstellt, so lassen sich hiermit auch Kosten senken. Überflüssige Untersuchungen, die u. U. sogar für den Patienten schädigend sein können, Routine-Kaskaden („das haben wir schon immer so gemacht") oder diagnostischer Overkill von unerfahrenen Behandelnden werden vermieden und damit Zeit und Geld eingespart.

Clinical Pathways führen zu einer Verbesserung der interprofessionellen Zusammenarbeit: jeder weiß, was er wann im Behandlungsprozess zu tun hat.

Hierdurch lassen sich Verzögerungen im Ablauf vermeiden und somit Verweildauern reduzieren – die Folge ist eine **Prozessoptimierung**. Standardisierung bedeutet **für den Patienten** Sicherheit im Hinblick auf eine gleichbleibend hohe Versorgungsqualität und **für den Behandelnden** Richtschnur und Orientierungshilfe.

Risiken

Standardisierung bedeutet ein Risiko für den Behandelnden und den Patienten, wenn sie unkritisch und unreflektiert, d. h. nicht den individuellen Fall mit seinen Besonderheiten berücksichtigend, eingesetzt wird. Ein Standard darf niemals das Nachdenken ersetzen, denn: kein Pathway ist jemals perfekt und kein Patient gleicht dem anderen. Abweichungen können und müssen sein, d. h. Pathways müssen so gestaltet sein, dass begründetes, aber nicht willkürliches Abweichen möglich, ja sogar gefordert wird. Pathways müssen regelmäßig aktualisiert und dem neuesten Erkenntnisstand angepasst werden. Eine zu sehr auf Kosten und Verweildauer ausgerichtete Behandlungsphilosophie kann im Einzelfall zur Unterversorgung durch Vorenthaltung benötigter Leistungen führen.

12.2 Kommunikation

Ein Clinical Pathway ist ein Behandlungsplan unter Einbeziehung aller am Behandlungsprozess beteiligten Berufsgruppen.

Chancen
Durch eine interprofessionelle Erstellung und Bearbeitung von Clinical Pathways wird die Kommunikation zwischen den Berufsgruppen und den verschiedenen Fachabteilungen verbessert und die Zusammenarbeit zwischen Medizin und Pflege, aber auch mit anderen an der Versorgung des Patienten beteiligten, z. B. Sozialdienst und Physiotherapie, erleichtert. Es kann sich ein „Wir-Gefühl" innerhalb des Krankenhauses bilden, eine neue Kultur der Co-operation, des Miteinanders entwickeln. Schnittstellenprobleme können erkannt und beseitigt werden.

Untersuchungen aus den USA zeigen, dass die Patientenzufriedenheit nach dem Einsatz von Clinical Pathways steigt. Ihr Einsatz wirkt sich insbesondere auf die Wahrnehmung einer besseren Kommunikation zwischen Ärzten und Pflegekräften aus (vgl. Wroblewski et al., 1999). Auch kann es durch den Einsatz von Patienten-Pathways zu einer besseren Kommunikation mit dem Patienten und als Folge dessen zu einer besseren Mitarbeit des Patienten kommen.

Risiken
Eine Pathwayerstellung ist unmöglich, wenn die betroffenen Berufsgruppen nicht zusammenarbeiten wollen oder bei der Erstellung eine Berufsgruppe dominiert, was die Akzeptanz bei den anderen Berufsgruppen erschwert oder verhindert.

Werden Patienten-Pathways als primäres Kommunikationsmittel eingesetzt, als Ersatz für das persönliche Gespräch und die Patienten mit ihnen „allein gelassen", wird ihre Akzeptanz nicht hoch sein. Ein noch so guter Pathway kann das persönliche Gespräch nicht ersetzen. Ein Patienten-Pathway ist nicht unbedingt für jeden Patienten geeignet und verständlich, unter Umständen ist eine Übersetzung in mehrere Sprachen oder die Verwendung von Bildsymbolen hilfreich und erforderlich.

12.3 Auswahl der Krankheitsbilder/Prozeduren

Die Auswahl der „richtigen" Krankheitsbilder oder Prozeduren zur Erstellung von Clinical Pathways ist von großer Bedeutung für ihren Erfolg im Hinblick auf Akzeptanz, Prozessoptimierung und Kostenreduktion. Erfahrungen aus der Literatur zeigen (vgl. Kwasnik et al., 2000), dass der größte Nutzen bei der Erstellung von Clinical Pathways in der Chirurgie für Eingriffe erzielt wurde, die sehr häufig vor kommen (z. B. Hernioplastik, laparaskopische Cholecystektomie) oder einen besonders hohen Ressourcenverbrauch zeigten (z. B. Polytrauma).

Chancen
Die Erarbeitung von Clinical Pathways für besonders häufig vorkommende oder ressourcenintensive Eingriffe, Behandlungen oder Krankheitsbilder und damit verbundene Kostensenkungen ermöglicht in Zukunft das Überleben einer Klinik/Abteilung unter DRG Bedingungen. Sie erlaubt u. U. auf diese Weise erst die Fortführung von Behandlungen/Patienten, die unter dem neuen Fallpauschalensystem nicht kostendeckend vergütet werden, wie z. B. neue Behandlungsformen.

Risiken
Die Erarbeitung von Clinical Pathways erfordert zunächst personelle als auch strukturelle Investitionen. Werden zuerst die Krankheitsbilder ausgewählt, bei denen weder ein hoher Ressourcenverbrauch noch eine hohe Fallzahl vorliegen, dann sind die zu erwartenden Einspareffekte gering. Ebenso gilt es zu bedenken, dass die Pathways so gestaltet sein sollten, dass zumindest 70–80 % der Patienten mit der entsprechenden Diagnose/DRG auch hiermit behandelt werden können, da ansonsten die erhofften Effekte (Prozessoptimierung etc.) ausbleiben werden.

12.4 Dokumentation

Clinical Pathways sollen eine Dokumentationshilfe darstellen.

Chancen
Bei der Erarbeitung der Clinical Pathways wird in der Regel die bestehende Dokumentation überprüft. Dabei wird so manches „Überflüssige" entdeckt werden. Die Pathway Erarbeitung bietet die Chance, die bestehende Dokumentationsweise grundlegend zu überdenken, insbesondere wenn hierbei

eine Einbindung in ein elektronisches Patienten-Informationssystem vorgenommen wird. So zeigt eine Arbeit von Wroblewski et al. (1999), dass Clinical Pathways, die eine Dokumentation beinhalten und repetitive Dokumentation vermeiden, den Pflegekräften mehr Zeit für die Arbeit am Patienten ermöglicht. Wichtig ist hierbei, dass das Prinzip der „Dokumentation der Ausnahmen/Abweichungen vom Pathway" verfolgt wird.

Risiken
Wird auf alte Methoden der Dokumentation nicht verzichtet, verursachen Clinical Pathways (noch ein Bogen!) einen Dokumentationsmehraufwand, was die Akzeptanz der Nutzung erschwert oder sogar unmöglich macht.

12.5   Qualitätsverbesserung

Clinical Pathways sind ein Instrument zur/zum Datensammlung/Monitoring von Behandlungsergebnissen und können damit die Grundlage zur Qualitätsverbesserung bilden.

Risiken
Die Art und Weise, wie mit den gewonnenen Daten umgegangen wird, entscheidet über den Erfolg und die Akzeptanz der Pathways. Werden diese als „Kontrollinstrument" der Mitarbeiter wahrgenommen, Abweichungen oder unerwünschte Ergebnisse sanktioniert, dann wird die Akzeptanz der Pathways sinken oder ihr Einsatz boykottiert werden (siehe hierzu auch Kapitel 5.1.3 Fehlerkultur).

Chancen
Standardisierte Vorgehensweisen ermöglichen die Auswertung und Analyse von erzielten Ergebnissen der Behandlung, aber auch der vorgekommenen Abweichungen. Wir haben es auch hier mit einem Instrument des Qualitätsmanagements zu tun, das eine kritische Reflektion und kontinuierliche Verbesserung der erreichten Ergebnisse ermöglicht. Behandlungspfade lassen sich auch als Instrument für Benchmarking einsetzen, z.B. bei einem Vergleich zwischen verschiedenen Behandelnden oder Abteilungen anderer Häuser auf nationaler oder sogar internationaler Ebene. Dieser Leistungsvergleich ermöglicht Transparenz nach innen und nach außen und die Datenvergleiche mit anderen ist auch ein Weg zur kontinuierlichen Verbesserung.

Literaturverzeichnis

Abbot, W. M.: The operations improvement program at Massachusetts general Hospital: a paradigm for change. In: Journal of Vascular Surgery, 28: 1998, S. 381–383.

Antioch, K., Chapman, R., Elliot, B., Santamaria, N., Crawford, R., Fiddes, K.: Cost-effective Clinical Pathways at The Alfred Hospital: International Lessons from Bayside Health, Australia. In: Australian Health Review 24: 2001, S. 21–29.

Arbeitsgemeinschaft der Wissenschaftlichen Medizinischen Fachgesellschaften (AWMF): http://www.leitlinien.net/ (eingesehen: 25.08.2003).

Biffl, W. L., Smith W. R., Moore E. E.: Evolution of a mulidisciplinary clinical pathway for the managment of unstable patients with pelvic fracture. In: Annals of Surgery, 233: 2001, S. 843–850.

Bundesärztekammer: Curriculum Qualitätssicherung/Ärztliches Qualitätsmanagement, 1996.

Bundesrat Drucksache 3/02 vom 11.01.2002: Gesetzesbeschluss. Gesetz zur Einführung des diagnose-orientierten Fallpauschalensystems für Krankenhäuser (Fallpauschalengesetz-FPG).

Cabello, C.: Six stepping stones to better management. In: Nursing Management, Vol. 30: No 4: 1999, S. 39–40.

Cheah, J.: Clinical pathways – an evaluation of its impact on the quality of care in an acute care general hospital in Singapore. In: Sincapore Medical Journal 42: 2000, S. 335–346.

Clade, H.: Stabile Beiträge über alles! In: Deutsches Ärzteblatt, Vol. 97, No 1–2: 2000, S. 17–19.

Coffey, R. M., Louis, D. Z.: Fünfzehn Jahre DRG-basierte Krankenhausvergütung in den USA. In: Krankenhaus-Report 2000. Schattauer, Stuttgart 2001.

Corsten, H.: Grundlagen des Prozessmanagements. In: WISU, 12: 1996 S. 1089–1095.

Dancygier, T., Planta, M.: Memorix Innere Medizin, Chapman & Hall 1996, S. 247.

Davis, K.: International health policy: Common problems, alternative strategies. In: Health Affairs, Vol. 18, No 3: 1999, S. 135–143.

Deeble, J.: Medicare: Where have we been? Where are we going? In: Australian and New Zealand Journal of Public Health, Vol. 23, No 6: 1999, S. 563–570.

Deutsche Gesellschaft für Chirurgie: Bekanntmachungen und Informationen. Leitlinie AWMF. In: Mitteilungen, 4: 1999, S. 288–299.

Deutsche Gesellschaft für Urologie (DGU): Leitlinien zur Deutschen Urologen zur Diagnostik des BPH-Syndroms. In: Urologe [A]- 38: 1999, S. 297–303.

Deutsche Krankenhausgesellschaft (DKG): http://www.dkgev.de/pub/newpdf/dkr/version2002 18092001.pdf (eingesehen am 15.01.2003).

Dezell, A., Comeau, E., Cander, K.: Nursing case management: managed care via the nursing case management mode. In: NLN Publications, 20 (2): 1987, S. 253–264.

Doppler, K., Lauterburg, C.: Change Management. 5. Aufl. Campus, Frankfurt/New York 1996.

Eichhorn, S.: Qualitäts- und Effizienzbeurteilung in der Krankenhausversorgung. In: Deutsches Ärzteblatt 20: 1977, S. 2529–2531.

Eddy, D. M.: Guidelines for Policy statements: the explicit approach. In: JAMA, 263: 1990, S. 2239–2243.

Eiff, W. v.: Klinisches Prozessmanagement, 2.Aufl. Band 3, Bertelsmann Stiftung, 2001, S. 342.

Eiff, W. v., Muchowski, E.: Geschäftsprozessoptimierung – Die medVista-Methode visualisiert und gestaltet komplexe Leistungsprozesse im Gesundheitswesen, Geschäftsprozessmanagement, Band 4, Bertelsmann Stiftung, 2001, S. 37–54.

Eiff, W. v., Ziegenbein, R.: Entwicklung von Prozessmodellen im Krankenhaus, Geschäftsprozessmanagement, Band 4, Bertelsmann Stiftung, 2001, S. 55–81.

Falck-Ytter, Y.: Cochrane Netzwerk Deutschland Rundbrief Nr. 10, August 2002, S. 10.

Forgione, D., D'Annunzio, C.: The use of DRGs in health care payment systems around the world. In: Journal of Health Care Finance, Vol. 26, No 2: 1999, S. 66–78.

Gutzwiller, F.: http://www.felix-gutzwiller.ch/standpunkte/weltwoche.html

Hasemann, W.: Original Barthel-Index von 1965 (2002): http://www.bobath.net/germ/literatur/barthel.html (eingesehen am 25.02.2003).

Hill M.: CareMap and case management systems. In: Reengineering Nursing and Healthcare. The Handbook for Organisational Transformation. Hrsg. v. Blancett, S. S., Flarey, D. L. Aspen Publishers, Maryland 1995.

Hinz: www.hinz.de/produkte/online/nancy/med_katalog03.html (eingesehen am 05. Juni 2002).

Hoffmann, H.: Leitlinien in der Medizin, eine vornehme, aber risikobehaftete Aufgabe der medizinischen Fachgesellschaften. In: Krankenhaus 10: 1998, S. 585–592.

Josenhans, W. T.: Rationalisierung der ärztlichen Dokumentation – Das Weed- System vom „Arzt-orientierten" Krankenblatt zum „Patient-orientierten" Krankenblatt. In: Deutsches Ärzteblatt, 46: 1982, S. 45–48.

Kahla-Witzsch, H. A.: Zertifizierung im Krankenhaus nach DIN EN ISO 9001:2000. Ein Leitfaden. Kohlhammer, Stuttgart 2003.

Kalmar, P., Kodalle, O., Lohfert, C., Sanden, U.: IHF-StOP-Verfahren zur internen Qualitätssicherung und als Instrument der ökonomischen Transparenz. In: Das Krankenhaus 11: 2001, S. 963–971.

Kirsh, E. J., Worwag, E. M, Sinner, M., Chodak, G. W.: Using outcome Data and Patient Satisfaction Surveys to develop policies regarding minimum length of hospitalization after radical prostatectomy. In: Urology 56: 2000, S. 101–107.

Kolb, T.: Statistik des Gesundheitswesens – Mitteilung des statistischen Bundesamtes 2002. Hessische Krankenhausgesellschaft e. V.: Rundschreiben 144/2002.

KTQ – Manual Version 4.0, S. 34 ff.

Kwasnik, E. M., Ajemian, M.: Clincial Pathways. Current Surgery, Vol. 57: 2000, S. 558–561.

Lorenz, W.: Leitlinien in der Chirurgie: aus der Sicht der klinischen Forschung. Kongressbericht. Langenbecks Arch Chir. 1997, S. 11.

Mahoney, F., Barthel, D.: Functional evaluation: The Barthel Index. Md Med J, 14: 1965, S. 61–65.

Mansky, T.: Grundlagen der fallorientierten Leistungsbewertung im Krankenhausvergleich und im Entgeltsystem: Bewertungsmodule des DRG-Systems am Beispiel der Medicare Versicherung. Der Krankenhausbetriebsvergleich. Hrsg. v. Sieben, G./Litsch, M. Springer, Heidelberg 2000.

Mosa, G.: Standardprozessorientierter Krankenhausvergleich. Geschäftsprozessmanagement, Band 4, Bertelsmann Stiftung, 2001, S. 83–134.

Muir Gray, J. A.: Evidence-based, locally owned, patient-centred guideline developement. In: British Journal of Surgery, 84: 1997, S. 1636–1637.

Müller, H. P., Schmid, K., Conen, D.: Qualitätsmanagement: Interne Leitlinien und Patientenpfade. In: Medizinische Klinik, 11, 96: 2001, S. 692–697.

Neubauer, G., Nowy, R.: Analyse der DRG-Fallkostenkalkulation, der Vergütungsfindung und der Zu- und Abschläge in Australien. Institut für Gesundheitsökonomik, München 2000.

Nese, Y.: http://www.pharmacyconnects.com/content/hppractice/1997/05–97/f01_features.html (eingesehen am 30. 6. 2002).

OECD: OECD Health Data 2001: http://www.oecd.org (eingesehen am 10. 9. 2002).

Pearson, S. D., Goulart-Fisher, D., Lee, T. H.: Critical pathways as a strategy for improving care: problem and potential. In: Ann Intern Med, 123: 1995, S. 941–948.

Roche Lexikon Medizin (4. Aufl.) Pflegeanamnese: http://www.gesundheit.de/roche/ro27500/r29865.html (eingesehen am 30. 5. 2003).

Roeder, N.: http://drg.uni-muenster.de/de/behandlungspfade/cpathways/clinicalpathways_reisebericht.html (eingesehen am 03. 12. 2003)

Schein, E. H.: Coming to a New Awareness of Organisational Culture. In: Sloan Management Review, Winter 1984, S. 28–43.

Scheu, Ch., Ricken, D., Hellmann, W.: Klinische Pfade. Erstellung, Aufwand und Struktur. In: Klinik Management Aktuell 3: 2002, S. 52–54.

Silter, H., Dietz, W., Stinner, B., Geks, J., Bauhofer, A., Colikl, F., Prünte, H., Lorenz, W.: Klinische Leitlinien als Teil eines umfassenden Qualitätsmanagements: Analyse heterogener Behandlungskonzepte der Sepsis verschiedener Kliniken mit Hilfe computergestützter Erstellung, logischer Überprüfung und Komplexitätsbewertung klinischer Algorithmen. Zentral Chir. 124: 1999, S. 318–326.

Sozialgesetzbuch V (SGB V): Gesetz zur Reform der gesetzlichen Krankenversicherung ab dem Jahr 2000 (GKV-Gesundheitsreform 2000), Stand 17. 12. 1999: http://www.bmgs.bund.de/download/gesetze/gkv/2000/gkv.html (eingesehen am 4. 9. 2003).

Sozialdemokratische Partei Deutschlands/Bündnis 90/Die Grünen: Koalitionsvereinbarung zwischen der Sozialdemokratischen Partei Deutschlands und Bündnis 90/Die Grünen vom 20.Oktober 1998: http://www.gruene-fraktion.de (eingesehen: 21. 11. 2002).

Sozialdemokratische Partei Deutschlands/Bündnis 90/Die Grünen: Koalitionsvertrag vom 16.Oktober 2002: http://www.gruene-fraktion.de (eingesehen: 21. 11. 2002).

St Vincent's Hospital Clinical Pathways: http://wwwsvh.stvincents.com.au/qi/cgi-bin/requestform.cgi (eingesehen am 1. 1. 2003).

Taylor, H., Leitman, R.: 4-Country Survey Finds Most Cyberchondriacs Believe Online Health Care Information is Trustworthy, Easy to Find and Understand. In: Health Care News, Vol. 2, 12: 2002, S. 1–3.

Todaro, T., Schott-Baer, D.: Plan faster, healthier recovery after orthopedic surgery. In: Nursing Management 31: 2000, S. 24–26.

Van den Ven, In: Schreiber, K.: ISO 9000 – Die große Revision, 2. Aufl., DQS – Deutsche Gesellschaft zur Zertifizierung von Managementsystemen mbH, Frankfurt 1992.

Weed, L.: Medical Records, Medical Education and Patient Care. In: Year Book Medical Publishers Ubc, 35: 1969.

Weiland, D. E.: Why use clinical pathways rather than practice guidelines? In: American Journal of Surgery, 174: 1997, S. 592–595.

Wolf (2001): http://www.elisabeth-krankenhaus-neuwied.de/aktuelles/DRG/RPKG-Casemix-Vortrag.pdf (eingesehen am 1. 5. 2001).

Wright, C. D., Wain, J. C., Hermes, C. G., Moncure A. C., Macaluso, S. M., Mathisen, D. J.: Pulmonary Lobectomy Patient Care Pathway: A Model to Control Cost and Quality. In: Ann Thorac Surgery, 64: 1997, S. 299–302.

Wroblewski, M., Werren, K., Gattuso, M.: Nurses gain more time with Patients. In: Nursing Management, Chicaco Sep. 1999 Vol. 30, 9, S. 35–36.

Wuttke, R.: Behandlungspfade führen Patienten, Personal und die Klinik zum Erfolg. In: f&w 1/2002, 19. Jahrgang, S. 60–64.

Zehr, K. J., Dawson, P. B., Yand, S. C., Heitmiller, R. F.: Standardized Clinical care Pathways for Major Thoracic Cases Reduce Hospital Costs. In: Ann Thorac Surg, 66:1998, S. 914–919.

Fachliteratur Krankenhaus

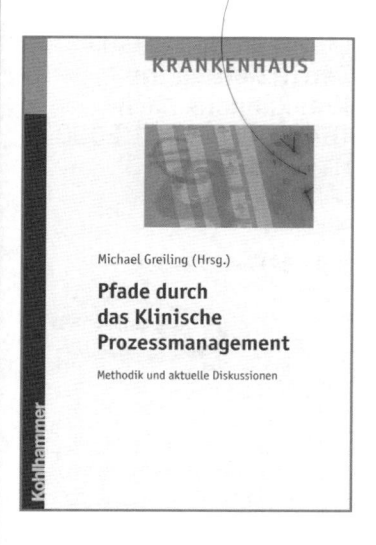

Michael Greiling (Hrsg.)
Pfade durch das Klinische Prozessmanagement
Methodik und aktuelle Diskussionen
2004. 288 Seiten. Kart.
€ 34,80
ISBN 3-17-018021-5

www.kohlhammer.de

In der aktuellen Krankenhaussituation – mit verpflichtender Einführung der Abrechnung nach Fallpauschalen ab 1.1.2004 – besteht ein Spannungsverhältnis zwischen Qualität der medizinischen Behandlung, Zeit- und Kostenaufwand. Diese Spannung lässt sich durch den Einsatz von Behandlungspfaden zugunsten einer adäquaten Patientenversorgung beeinflussen. Zur Umsetzung dieser Pfade eignet sich ein ganzheitliches Prozessmanagement, welches im vorliegenden Buch praxisnah in seinen Gestaltungsmöglichkeiten, seiner Einführung und Umsetzung vorgestellt wird. Darüber hinaus finden die Zusammenhänge des Klinischen Prozessmanagements u.a. mit der Prozesskostenrechnung, der Balanced Scorecard und dem Prozesscontrolling Beachtung.

Der Herausgeber:
Dr. rer. oec. Michael Greiling, Mitarbeiter der Unternehmensgruppe Evangelische Treuhand/APB. Leiter des Geschäftsbereichs Controlling der APB Unternehmensberatung GmbH, Münster. Lehrbeauftragter der Fachhochschulen Münster und Gelsenkirchen.
Die Autoren:
Mitarbeiter der Unternehmensgruppe Evangelische Treuhand/APB, Geschäftsbereich Controlling der APB Unternehmensberatung GmbH, Münster.

W. Kohlhammer GmbH · Verlag für Krankenhaus und Pflege
70549 Stuttgart · Tel. 0711/7863 - 7280 · Fax 0711/7863 - 8430

Fachliteratur Krankenhaus

Heike Anette Kahla-Witzsch
Zertifizierung im Krankenhaus nach DIN EN ISO 9001:2000
Ein Leitfaden
2003. 160 Seiten. Kart.
€ 24,50
ISBN 3-17-017293-X

www.kohlhammer.de

Krankenhäuser sind gesetzlich zur Einführung eines internen Qualitätsmanagementsystems verpflichtet. Die international gültige Norm DIN EN ISO beschreibt ein Qualitätsmanagementsystem, das auch in Einrichtungen des Gesundheitswesens gut anwendbar ist und in der neu gestalteten Form 9001:2000 das Hauptaugenmerk auf die Prozessorientierung legt. Wichtig für die Anwendung im Krankenhausbereich ist jedoch die Übersetzung der oft schwer verständlichen, da ursprünglich aus der Industrie stammenden, Normensprache. Im vorliegenden Praxisleitfaden nimmt die Autorin diese Übersetzung vor und erläutert die Umsetzung der Normenforderungen anhand konkreter Beispiele. Ziel ist es, u.a. durch die Bereitstellung von Checklisten und Fragen zur Selbstüberprüfung,

Hilfestellung beim Aufbau eines für die jeweilige Einrichtung individuell stimmigen Qualitätsmanagementsystems zu geben.
Auf dieser soliden Grundlage sind dann jederzeit Weiterentwicklungen (z.B. in Richtung EFQM oder KTQ®) möglich.

Die Autorin:
Dr. med. Heike A. Kahla-Witzsch, MBA, Fachärztin für Urologie, ärztliche Qualitätsmanagerin, Inhaberin der Stabsstelle Qualitätsmanagement am Klinikum der Johann-Wolfgang-Goethe-Universität, Frankfurt a. M.

„Insgesamt ein durchgängig gelungenes Buch, das in keiner Einrichtung des Gesundheitswesens mit Interesse an einem effizienten Qualitätsmanagement fehlen sollte."
Prof. Dr. Wolfgang Hellmann (www.amigev.de/cpm/buch.htm)

W. Kohlhammer GmbH · Verlag für Krankenhaus und Pflege
70549 Stuttgart · Tel. 0711/7863 - 7280 · Fax 0711/7863 - 8430